Textos y ejemplos
LaLilliMakeup

Fotografías y video
Stefano Manzoni

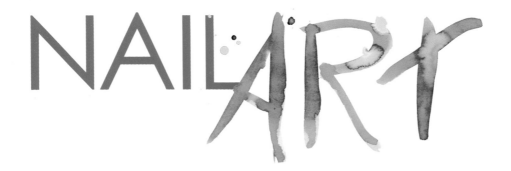

LIBSA

Textos y modelos

La Lilli Makeup

Il beauty senza segreti (La belleza sin secretos) •
Blog de Jlenia Malinverni

Fotos y video

Stefano Manzoni

Enlace y Código QR

Cuando veas nuestro QR usa tu smartphone o tablet para entrar en los videos mediante una app que te permita leerlo.

Para entrar en el video tutorial de todos los modelos insertad el siguiente enlace:

http://www.nuinui.ch/video/nail-art-deluxe

Bailarinas, almendras...
¡y mucho más!

No, no estamos hablando de jóvenes bailarinas y del fruto del almendro, sino de darle una nueva forma a nuestras uñas, a las que la moda actual exige una forma elegante y refinada, precisamente como la de una almendra. Como alternativa, para un *look* atrevido y extravagante, con el paso del tiempo, podemos optar por las uñas limadas.

La forma que le demos a nuestras uñas habla de nuestros gustos y las convierte en una parte importante de nuestro *outfit,* un accesorio como cualquier otro. Así que, ¿por qué no jugar con esas formas y esas customizaciones?

Las clásicas uñas con los ángulos marcados, las que terminan en pico, las redondeadas o «a la bailarina»... Se puede experimentar con nuevos estilos diferentes. Lo importante para una buena manicura es que las manos estén sanas, y luego ya viniendo del cuidado y de la forma llegamos al remate final. Ahí es cuando las uñas pasan a ser una auténtica joyita para llevar (con nosotros) en cualquier ocasión: un *glitter* pintón que sirva tanto para lucir de día como de noche, los efectos «velvet» para unas uñas aterciopeladas y misteriosas, pegatinas o plantillas para divertidas fantasías, motivos en 3D para causar sensación...

Este libro será una verdadera inspiración para dar con el *look* adecuado para cada momento.

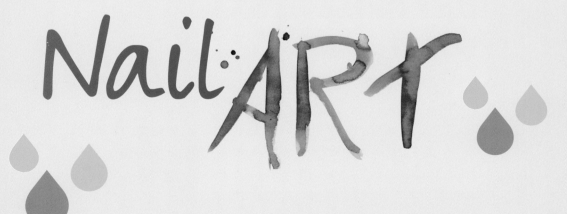

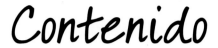

Contenido

la base   pág. 8
problemas más frecuentes   pág. 9
soluciones rápidas   pág. 11

materiales básicos   pág. 12

esmaltes para base   pág. 15

esmaltes especiales   pág. 17

instrumentos, técnicas, etc.   pág. 21

cómo aplicar el esmalte   pág. 26

Glam Drugs

Magic Flowers 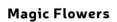 pág. 30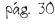

Dolls' Room  pág. 56

Flor de cerezo pág. 32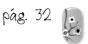

Metal Moment 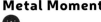 pág. 60

Felices Pascuas pág. 36

Hollywood pág. 64

Lunares de colores pág. 40

Love 4 You pág. 68

Dibumanía pág. 42

Flores de primavera  pág. 72

Rainbow pág. 48

Hermosos pétalos pág. 76

Glamur de Halloween pág. 50

Navy pág. 80

Geometría con puntos pág. 54

Francesa invertida pág. 84

Modern Chic

Horizonte   pág. 90

Sugar Leopard    pág. 102

Salpicado   pág. 92

Atardecer   pág. 106

Polvo de estrellas   pág. 94

Velvet    pág. 110

Black Snow   pág. 98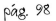

Lunares 15 denier    pág. 114

Bubble French   pág. 100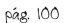

Urban Style

Bordado de encaje   pág. 120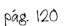

Patch   pág. 134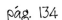

Touch nail art   pág. 124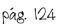

Flores en 3D   pág. 138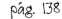

Jersey   pág. 128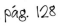

Water marble   pág. 142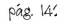

Gotas de rocío   pág. 132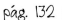

Uñas de punta black & white   pág. 146

Trend Setter

Magnética   pág. 152

Magic Tree   pág. 156

Copia y pega   pág. 160

Newspaper   pág. 164

Orange Passion   pág. 170

Inspiración oriental   pág. 174

Hammam   pág. 178

Snowflakes   pág. 182

Flores silvestres   pág. 186

Butterfly   pág. 190

Plata adhesiva   pág. 194

Cola de sirena   pág. 198

Trenza central   pág. 202

Metal Mirror   pág. 206

¡Refléjame!   pág. 210

Hojas de oro   pág. 212

Algún consejito más...

Hechas por tu cuenta   pág. 214

Aceites y aceites esenciales para uñas   pág. 218

Cómo quitar el *glitter*   pág. 219

Cómo quitar el esmalte de color   pág. 222

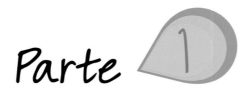

Parte 1

LA BASE
Composición y estructura de la uña

Para empezar, veremos de qué se compone la uña y analizaremos su estructura.

Las uñas están formadas casi al completo por queratina y un pequeño porcentaje de vitaminas, sales minerales, grasas, agua y aminoácidos. Las uñas frágiles y secas suelen contener menos agua de lo normal, mientras que, por el contrario, aquellas más blandas y flexibles cuentan con una proporción de agua mayor de lo habitual, que suele estar en torno a un 18 %.

En lo referente a su estructura, la uña se divide en matriz ungueal (una de las tres capas germinativas), lámina ungueal (lo que consideramos que es la propia uña), valle ungueal y lecho ungueal.

La lámina se articula a su vez en tres partes:

- **Raíz:** es la base de nuestras uñas, correspondiente a la lúnula.
- **Cuerpo ungueal:** parte central de la uña, de color rosado.
- **Margen distal (o limbo):** parte libre que sobresale sin estar ligada al lecho ungueal mediante el continuo desplazamiento hacia delante de la lámina, que se desliza hacia él. Dentro del mundillo, a la línea curva que marca este margen se la llama «línea de la sonrisa».

El valle ungueal es el pliegue de la piel que cubre los márgenes del cuerpo ungueal y la base de las uñas, es decir, la raíz.

El lecho ungueal, finalmente, es un tejido dérmico riquísimo en nervios y vasos sanguíneos.

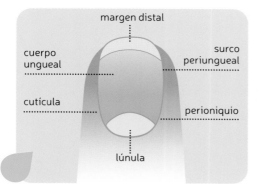

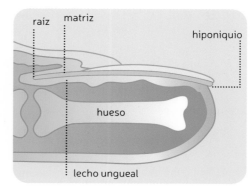

PROBLEMAS MÁS FRECUENTES...
y algún consejillo (uñas frágiles, crecimiento lento y otros)

Las uñas pueden darnos información importante sobre el estado de salud de una persona. Los esmaltes ayudan a tapar los imperfecciones menores, pero nunca se deben subestimar los problemillas de nuestras uñas: más vale prevenir que curar. Unas uñas sanas tienen buena resistencia y lucen un aspecto suave y pulido, de un rosa uniforme.

uñas frágiles: a menudo las uñas frágiles se rompen con facilidad, son demasiado débiles, algo que puede deberse a una carencia de vitaminas y/o de sales minerales: el componente principal de las uñas, como ya hemos visto, es la queratina, pero en pequeñas proporciones también encontramos otros elementos, cuya carencia puede acarrear una peor consistencia y por tanto unas uñas más frágiles. Pero ¡cuidado! Las uñas también se debilitan si están en demasiado contacto con disolventes, jabones muy potentes u otros productos de limpieza. Cualquiera de estas sustancias puede conducir a una deshidratación y hacer que nuestras uñas se vuelvan no solo delicadas, sino débiles: justo por esto se recomienda llevar puestos siempre unos guantes a la hora de llevar a cabo cualquier tarea doméstica.

uñas moradas: en invierno, normalmente a causa del frío, las uñas, como los labios, adquieren un tono violeta, lo que indica una mala circulación de la sangre.

uñas amarillentas: una de las causas más comunes de que las uñas se vuelvan amarillentas es el humo, pero también el uso de esmaltes oscuros o de baja calidad puede provocar el mismo problema. Así que siempre hay que acordarse de extender un esmalte de base antes de aplicar el de color y, si es necesario, recurriremos a los remedios caseros que te ofrecemos al final del libro.

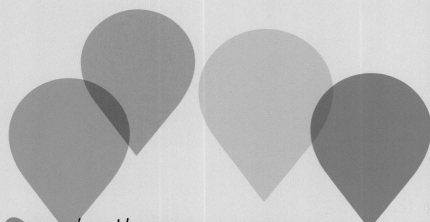

manchas blancas: las manchitas blancas que vemos a veces en las uñas no son más que burbujitas de aire causadas por lesiones minúsculas.

manchas negras: son pequeñas hemorragias, como las que se producen cuando se rompe una uña: si alguna vez nos hemos pillado un dedo con una puerta sabremos de qué se trata. Estas manchas duran bastante tiempo, pero antes o después desaparecen por completo.

uñas blancas: ¡cuidadito con los hongos!

uñas con estrías: podrían ser un síntoma de falta de calcio.

Las uñas no paran de crecer, pero normalmente lo hacen más rápido en verano. Las de los pies tardan más que las de las manos. Para tener unas uñas bonitas, sanas y fuertes, se aconseja partir de una alimentación equilibrada. El magnesio, el calcio y la vitamina D son unos estupendos aliados para facilitar el crecimiento, mientras que para darles más resistencia a las uñas resulta muy útil la vitamina B.

Las uñas que resultan menos bonitas a la vista son las uñas mordidas: una muy mala costumbre, porque las manos adquieren una apariencia muy poco presentable… En tiendas se pueden encontrar muchos esmaltes con un olor muy desagradable para aplicarlo en las uñas y evitar moderlas.

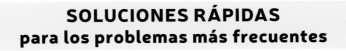

SOLUCIONES RÁPIDAS
para los problemas más frecuentes

crecimiento lento: contra este inconveniente, hay a la venta muchos esmaltes que activan el crecimiento.

uñas frágiles: hay que evitar aplicar el esmalte durante algunos días e hidratar las uñas cuidadosamente. Es aconsejable usar crema para las manos o manteca de karité por la mañana y por la noche, y preparar en casa una compresa fortalecedora para la parte final. Un buen «remedio de la abuela» consiste en frotar las uñas con aceite de ricino.

uñas que se desprenden: hay que evitar manicuras demasiado frecuentes y limas de grano grueso, usar disolventes que no tengan acetona y esmaltes de base reforzante, aplicar manteca de karité sobre las uñas y preparar en casa un suero revitalizador como el que mostramos en la última sección. Otro excelente remedio tradicional consiste en mezclar aceite de oliva y de ricino, añadir una gota de aceite esencial de limón y media cucharadita de manteca de karité, revolver bien los ingredientes y frotar las uñas con el producto.

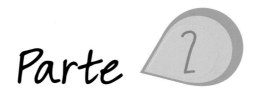

Parte 2

MATERIALES BÁSICOS
limas

En tiendas se pueden encontrar muchos utensilios para la manicura, pero hay que saber reconocer aquellos que se adaptan mejor a nuestras exigencias. Una lima es una herramienta fundamental y resulta muy práctico llevar una en el bolso en caso de emergencia, *pero... ¿cuál elegir?*

Existen limas de diferentes materiales:

1 **DE CARTÓN** • Son las limas más conocidas, las más accesibles y baratas. Las hay de todas las clases, formas y colores (cuadradas, de medialuna, rectas, etc.). Siendo cartón, son fáciles de producir, lo que facilita que las fábricas creen modelos pequeños, de bolsillo, para llevar en el bolso por si hace falta un retoque rápido. Las hay de diferente grano, desde la más mínima expresión a la más grande, y resultan muy prácticas, cómodas, ligeras y flexibles: siguen bien la forma de las uñas, lo que es de gran ayuda. La pega que se les puede poner es que, al estar hechas de cartón, no se pueden lavar, porque cualquier contacto con el agua las echaría a perder.

2 **DE METAL** • Estas limas, duraderas, fáciles de limpiar y de manejar, no son las más aconsejables para las uñas frágiles; en cambio resultan perfectas para aquellas más robustas y resistentes.

3 **DE CRISTAL** • Tienen la particularidad de tener una textura muy fina y esto hace que se adapten a cualquier tipo de uña. Están particularmente indicadas para las uñas frágiles. Las limas de vidrio también se pueden lavar y si se conservan con cuidado pueden llegar a durar muchísimo tiempo.

4 **DE MADERA** • Este formato es muy similar a la lima de cartón, de la que solo se diferencia por el material de la estructura interna, que en este caso es madera. Las limas de madera son prácticas y ligeras; en el mercado las hay de diferente grano, lo más importante es saber encontrar cuál es la mejor para nuestras uñas.

5 **EN GRANO DE DIAMANTE** • Son limas muy resistentes y fáciles de limpiar. Su composición permite desinfectarlas sin que se estropeen. Este tipo de limas lo usan mucho los esteticistas y en particular los onicotécnicos.

6 **DE PLÁSTICO** • Se usan para reconstruir las uñas: al ser de plástico, resultan muy fáciles de limpiar y de desinfectar, y por esto las usan muy a menudo los profesionales del sector.

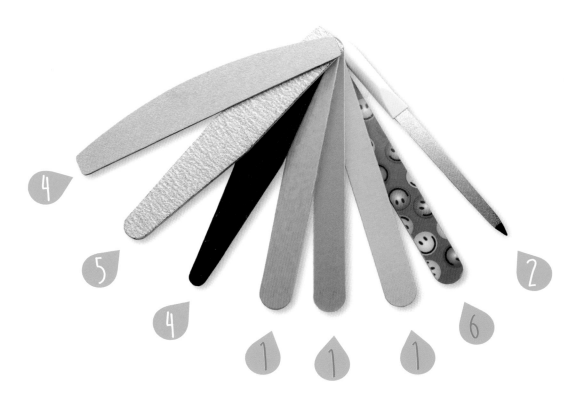

7 **LIMA BUFFER** • Se trata de un producto multiusos «tres en uno». Las limas buffer suelen tener una esponja en su interior y permiten, por tanto, un manejo fácil. La forma más extendida es la de «cubo», que permite abrillantar la uña por un lado, limarla por el otro y dar un pequeño pulido; el último lado es el que se usa para la reconstrucción o la aplicación del esmalte. Un producto práctico como pocos.

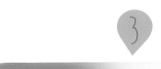

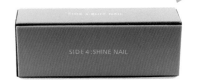

La abrasividad de las limas se expresa en GRANO o GRIT mediante un valor numérico: cuanto más alto es dicho valor, más fina, y por tanto más delicada, será la lima, mientras que si el valor es bajo, podrá abrasar más y en definitiva resultar más agresiva.

Grano fino (120/120) (100/180), preferibles para uñas frágiles y delicadas.

Grano medio (100/100) (100/80), pensadas para reducir la longitud de las uñas, en caso de que no se usen tijeras o cortaúñas.

Grano grueso (80/80), para uñas robustas y fuertes.

CORTAÚÑAS • Es el instrumento indispensable para cortar y ajustar el largo de las uñas, como alternativa a las clásicas tijeras, más adecuadas para uñas suaves y frágiles. El cortaúñas, sin embargo, se utiliza para uñas más robustas, porque para aquellas demasiado frágiles sería altamente perjudicial. Yo, por comodidad, prefiero usar el cortaúñas: lo encuentro más práctico y me permite realizar un corte preciso.

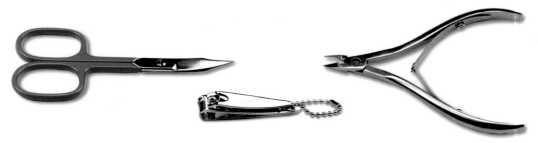

CORTACUTÍCULA • Las cutículas o pellejitos se deben retirar de la manera adecuada para no correr el riesgo de causar cortes o heridas que puedan provocar infecciones. Para cortar los pellejitos que sobran se usa la tijerita clásica o «cortacutículas», pero solo cuando hay mucha piel que sobra. Si no se es muy hábil en el uso de este instrumento, mejor optar por otros productos destinados a retirar la cutícula, que hacen que se ablande hasta eliminarla de un modo fácil y seguro.

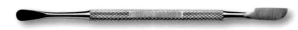

PALITO PARA PLEGAR LA CUTÍCULA • Para plegar las cutículas hay apósitos de madera, de usar y tirar, y de hierro. Los de madera son prácticos y delicados; los de hierro, por el contrario, son algo más agresivos, aunque yo los prefiero.

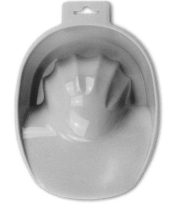

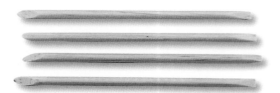

BOL DE MANICURA • Un bol es fundamental para lograr una manicura perfecta, porque nos permite meter los dedos, mojándolos para ablandar la cutícula. También resulta muy útil para tratamientos con aceites y cremas.

Parte 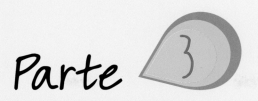 3

ESMALTES PARA BASE

Los esmaltes para base son fundamentales, porque nos sirven de ayuda antes, durante y después de aplicar el esmalte. Por «esmaltes para base» se entiende:

ESMALTE PARA BASE/BASE NEUTRA

ESMALTE CURATIVO PARA ACTIVAR EL CRECIMIENTO

ESMALTE SUAVIZANTE

ESMALTE REFORZANTE

ESMALTE ANTI-MORDEDURAS

ESMALTE ANTI-AMARILLO/BLANQUEADOR

TOP COAT

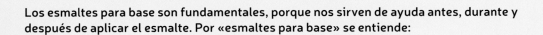

Antes de comprar un esmalte conviene verificar los componentes, es decir el INCI, acrónimo de «International Nomenclature of Cosmetic Ingredients», denominación internacional obligatoria desde 1997, que se usa para indicar los ingredientes que se hallan en cada producto.

Esta es la estructura de los componentes: primero se señalan los que aparecen en mayor proporción, después los menos presentes y si el porcentaje es menor de un 1 %, los componentes pueden enumerarse en orden aleatorio. Los colorantes se indican con las siglas C.I. seguidas de un número.

Los componentes de origen vegetal que no han sufrido procesos químicos aparecen indicados con su nombre botánico en latín; las otras sustancias con el nombre en inglés.

Los componentes que hay que evitar son los siguientes: DBP o Dibutilftalato, Alcanfor, Tolueno y Formaldehído.

He aquí una serie de esmaltes para aplicar antes de iniciar cualquier proceso de manicura:

● **esmalte base/base neutra:** es un esmalte transparente que también se puede usar solo; protege las uñas de la pintura del esmalte, sobre todo del oscuro.

● **esmalte fortalecedor:** como el propio nombre indica, sirve para que las uñas más débiles y fáciles de romperse se vuelvan más fuertes.

● **esmalte anti-mordeduras:** gracias a su sabor amargo y poco agradable, es un producto estupendo para quien tiene la mala costumbre de morderse las uñas. Para que sea realmente eficaz, conviene volver a aplicarlo cada 2 o 3 días. Si se usan con la debida constancia, pueden ser muy útiles para poner fin a este mal vicio.

● **esmalte suavizante:** hidrata y alisa la superficie de la uña, contribuyendo a que tenga un aspecto más sano.

● **esmalte curativo:** ayuda a reforzar las uñas estimulándolas y activando su crecimiento, aunque naturalmente no sea una solución milagrosa para todos los problemas...

● **esmalte anti-amarillo/blanqueador:** este tipo de esmalte ayuda a reducir de manera notable el tan poco estético tono amarillento de las uñas. Úsalo si quieres que tus uñas estén sin pintar o si quieres hacer una manicura francesa.

● **top coat:** se usa de igual modo al final de un *nail art* o de una manicura y sirve para darle un sellado de protección. Se trata de un compuesto transparente que, sin alterar el color del esmalte aplicado, las «sella», protegiendo la superficie y haciendo que dure más. Da a las uñas un efecto brillo y luminoso. Hay algún *top coat* que contiene *glitter* para definir el diseño de una manera más alternativa y chic. Otros, en cambio, reducen los tiempos de secado del esmalte: personalmente adoro estos productos.

● **finish matt:** si quieres conseguir un efecto opaco, busca en tiendas *top coat* con efecto mate y así lograrás que se vuelva opaco el esmalte clásico, sea del color que sea.

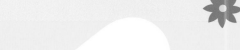

¡Ojo!...

No uses esmaltes transparentes tradicionales como base, porque no protegen como los que son propiamente esmaltes para base, diseñados precisamente con esta función.

Parte 4

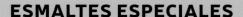

ESMALTES SEMIPERMANENTES: aplicación, limpieza y consejos

Los esmaltes semipermanentes son una alternativa válida a los esmaltes comunes y mucho más fáciles de aplicar si se tienen a disposición todos los productos y los instrumentos necesarios. Necesitaremos, por orden:

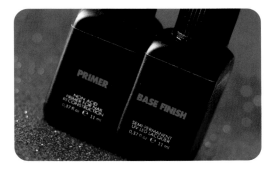

* Pulidor blanco
* Preparador
* Base/*top coat* (base *finish*)
* Lámpara UV o LED
* Esmalte semipermanente
* Apósito quitagrasa (limpiador)

APLICACIÓN

Los pasos para aplicar este tipo de esmalte son básicamente cuatro. En este orden: aplicar el preparador de uñas, aplicar la base, extender el esmalte (en dos pasadas) y realizar el acabado con *top coat*. Para obtener resultados positivos, prepara bien tus uñas antes de empezar siguiendo estos pasos:

pulir bien la uña apartando la pielecilla sobrante: para hacer esto, hay que empujar las cutículas desde arriba con un palito de madera y, si aún quedaran algunas, proceder al corte.

es muy importante matear las uñas, para lo que se recomienda ayudarse de un pulidor blanco que formará un polvito que habrá que retirárselo a la uña antes de dar el siguiente paso.

ahora las uñas están listas para la aplicación del preparador de uñas que, a diferencia de los otros esmaltes semipermanentes, se seca al aire. Como su mismo nombre indica prepara las uñas para aplicar después el *top coat,* que se extiende en una capa suave, para después introducir la mano en la lámpara UV o LED durante el tiempo que indiquen las instrucciones. Las lámparas LED permiten un secado más rápido y emplean la mitad de tiempo que las de UV.

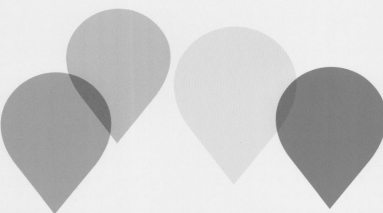

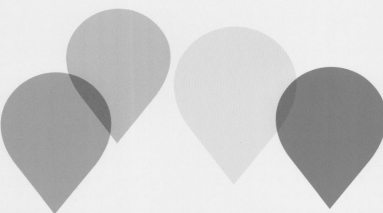 ahora ya se puede extender el esmalte, pero antes sugiero pasar un algodón seco sobre las uñas para retirar la base sobrante. Hay que empezar aplicando una fina capa de color y meter la mano en la lámpara para catalizarlo, después volvemos a extender el esmalte y pasamos de nuevo por la lámpara.

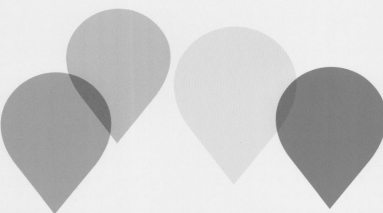 aplica entonces la base o el *top coat,* usado aquí como remate, y dale un retoque al diseño volviéndolo a pasar por la lámpara.

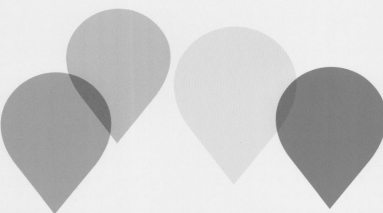 el último paso consiste en dar toquecitos en las uñas con un algodón empapado en producto, que debe servir para darle brillo y eliminar el producto sobrante.

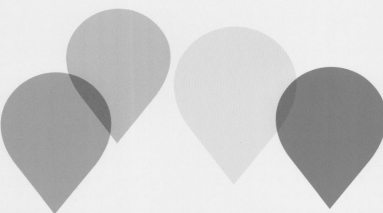 al final de este proceso, para lucir unas manos aún más bonitas, aplicaremos el aceite sobre la cutícula.

LIMPIEZA

Los esmaltes semipermanentes se limpian de una forma distinta a otros esmaltes, utilizando un disolvente especial. El procedimiento es sencillo y consta de poquísimos pasos:

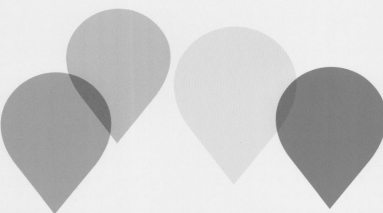 el primero consiste en limar la capa más superficial y brillante de la uña. Con una limita hay que raspar cuidadosamente la parte más superficial (y brillante, claro), hasta llegar al esmalte más opaco: este paso será más fácil de realizar si usamos la acetona adecuada. Es muy importante que toda esta operación se lleve a cabo con delicadeza.

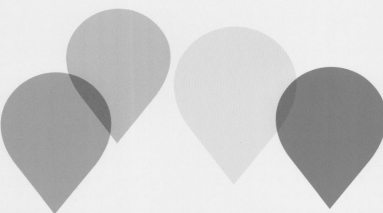 después, aplicamos la acetona y la dejamos reposar: preparamos unos cuadraditos de papel de aluminio y algodoncitos empapados en disolvente, pegamos el algodón a la uña y cubrimos con el papel de aluminio. El tiempo de reposo depende de la marca, pero unos 10-15 minutos suelen ser suficientes. Aconsejo retirar primero el esmalte de las uñas de una mano y después el de la otra, tratándolas una a una.

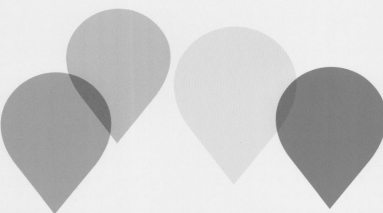 tras haber retirado el algodón y el papel de aluminio, ya habremos limpiado prácticamente todo el esmalte, pero aún quedará alguna pequeña traza en las uñas: con un palito eliminaremos los últimos residuos con gran atención y delicadeza. Dado que el proceso de quitar el esmalte crea estrés a las uñas, recomiendo aplicar una crema para las manos que sea rica para hidratar lo máximo posible, incluso, un poco de aceite de oliva o de coco.

PROS Y CONTRAS

Para aplicar estos productos habrá que estar bien equipado, con materiales cuidadosamente elegidos pues, de lo contrario, correremos el riesgo de no conseguir una manicura bonita y duradera. No obstante, la parte positiva es la larga duración de estos esmaltes, que se mantienen perfectos y relucientes hasta tres semanas. Dicho esto, podrían darse casos de alergia, así que recomendaría que un esteticista echara un vistazo antes de la primera aplicación.

ESMALTES GEL: aplicación, limpieza y consejos

APLICACIÓN

Para un resultado perfecto habrá que empezar por el limado de uñas. Daremos la forma que deseemos: cuadradas, redondas o en punta. La aplicación de los esmaltes de gel (llamados «gel UV» porque para fijarlos hay que exponer las uñas a rayos UV) es muy similar a la de los semipermanentes. Pero hay que recordar que cualquier capa de gel se tendrá que aplicar con la mayor suavidad posible.

🔹 procedemos a limpiar la cutícula y la pielecita y después eliminaremos de la uña cualquier resto de aceite.

🔹 en este punto, aplicaremos el preparador dándole una pasadita suave y esperaremos que se seque bien.

🔹 ahora extendemos el color. Este paso es en realidad dos pasos distintos: hay que acordarse de aplicar siempre una capa suave de esmalte y dejar la mano debajo de la lámpara durante el tiempo necesario, después repetimos la operación y volvemos a poner la mano en la lámpara.

🔹 ha llegado el momento de «sellar» las uñas aplicando la base *finish,* para después pasar la mano por la lámpara.

🔹 eliminamos los residuos con un algodón impregnado en alcohol isopropílico del 91% y finalizamos la manicura, como para el semipermanente, aplicando el aceite sobre la cutícula.

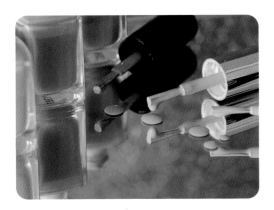

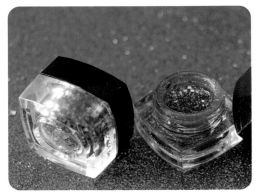

LIMPIEZA

Estos son los pasos que seguir:

● el primero consiste en limar la capa más superficial y brillante de la uña. Con una limita hay que raspar cuidadosamente la parte más superficial (y brillante, claro), hasta llegar al esmalte más opaco: este paso será más fácil de realizar si usamos la acetona adecuada. Es muy importante que toda esta operación se lleve a cabo con delicadeza.

● después, aplicamos la acetona y dejamos reposar: preparamos unos cuadraditos de papel de aluminio y algodoncitos empapados en disolvente, pegamos el algodón a la uña y cubrimos con el papel de aluminio. El tiempo de reposo depende de la marca, pero unos 10-15 minutos suelen ser suficientes. Aconsejo retirar primero el esmalte de las uñas de una mano y después el de la otra, tratándolas una a una.

● tras haber retirado el algodón y el papel de aluminio, habremos limpiado prácticamente todo el esmalte, pero aún quedará alguna pequeña traza en las uñas: cogeremos un palito y eliminaremos los últimos residuos con gran atención y delicadeza. Si por el contrario el gel está aún demasiado pegajoso, será muy difícil de limpiar, por lo que conviene retirarlo con el algodón empapado en acetona y esperar otros 5-10 minutos.

● aplicamos el aceite sobre la cutícula.

DIFERENCIA ENTRE ESMALTE SEMIPERMANENTE Y ESMALTE DE GEL

El esmalte semipermanente es un producto de fotocurado que se aplica como un esmalte tradicional y hace que las uñas sean más resistentes y tengan mejor aspecto; su duración varía entre las dos y las tres semanas. Es fácil de retirar y no es necesario usar cortadores durante su aplicación, porque el producto se nivela solo.

El esmalte de gel UV se aplica y se limpia de un modo muy parecido al semipermanente, pero con la ventaja de poder utilizarse para reconstruir las uñas, haciendo que sean más largas y resistentes, incluso las más cortas y débiles. Obviamente, para la reconstrucción es importante contar con una notable cantidad de productos y una habilidad y una profesionalidad a la altura. En las reconstrucciones, de hecho, hay que nivelar el esmalte de gel para crear una especie de «bóveda» central en la uña mediante muchos pasos específicos. Retirar esta reconstrucción implica además un procedimiento ligeramente agresivo, que requiere de tiempo y experiencia.

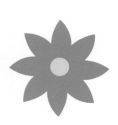

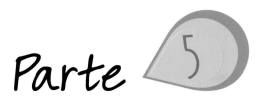

Parte 5

INSTRUMENTOS, TÉCNICAS, ETC.

PUNTERO

Un instrumento de base con el que podemos llevar a cabo muchísimas decoraciones es el puntero o *dotting,* parecido a un bolígrafo con dos puntas de metal en los extremos. Dichas puntas las podemos encontrar de diferentes medidas y dimensiones, y nos permiten hacer puntos de varios tamaños. El puntero es bastante barato, pero si no es así, se puede sustituir por una punta de bolígrafo descargado, por ejemplo, por el extremo de una horquilla para el pelo, o incluso, por un palillo de dientes o un bastoncillo de algodón.

El puntero se puede usar con cualquier esmalte y su uso es muy sencillo. Para usar este utensilio nos valdrá un bol de plástico y un trocito de papel sobre el que verteremos algunas gotas de esmalte. Habrá que sumergir el puntero en el esmalte de colores; no hay que removerlo como si tuviéramos una cucharilla en una taza de café, basta con sumergir delicadamente la punta en la pintura. Una vez extraído el esmalte, podremos empezar a hacer puntitos con solo apoyar el puntero en las uñas. Normalmente, la bolita del extremo del puntero se debe sumergir en el producto solo a medias y si nos pasáramos convendría que descargáramos la cantidad excedente de esmalte antes de empezar. Para hacer puntitos de la misma dimensión, tendremos que sumergir el puntero en la pintura cada vez que lo usemos; si, por el contrario, queremos que los puntos sean de diferentes tamaños, nos bastará con descargar el producto que ya hayamos cogido.

La limpieza del puntero es muy sencilla, basta con utilizar un disco de algodón empapado en disolvente para uñas. Para hacer puntos de distinto color, habrá que limpiar la punta entre cada cambio de color.

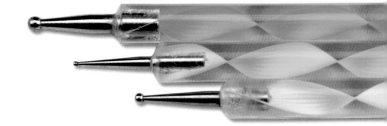

PINCELES

Con un pincel se pueden crear infinitas formas y colores: las uñas serán el lienzo sobre el que pintar.

Hay pinceles con cerdas naturales y otros que las tienen sintéticas: aconsejo probarlas para saber cuál es el que más nos conviene.

La limpieza del pincel es fundamental: no hay que dejar nunca que el esmalte se quede días en las cerdas, porque habría que deshacerse de él. Cuando terminemos un diseño, antes de recoger todo el material, lo limpiaremos como es debido, con sumo cuidado.

Existen diferentes tipos de pincel:

Pinceles redondos • Ideales para extender colores acrílicos.

Pinceles de punta angulada • Fantásticos para pintar suaves olas o flores.

Pinceles de punta • Perfectos para trazar líneas, los hay de tres tipos de cerda: larga, media y corta. Con los de cerda larga se pueden llegar a realizar dibujos más complejos; las cerdas medias se utilizan para otro tipo de diseños o para retoques, y los de cerda corta son de lo más práctico para labores precisas.

GLITTER, RODILLOS, PEGATINAS

Aquí hay todo un mundo por descubrir: para decorar las uñas, además de los esmaltes de base, podemos usar *glitter,* tachuelas, pegatinas, perlas y otras muchas opciones. Las ruedas resultan muy cómodas para separar los distintos tipos de decoración o los *glitter* de distintos tamaños, ya que funcionan como pequeños contenedores de plástico que reúnen diferentes tipos de accesorios. Los adornos o diseños se pueden aplicar tanto con pegamento de uñas como con el propio esmalte. Antes de proceder, recomiendo extender una leve capa de esmalte transparente o de *top coat* y aplicar después los accesorios, que se secarán a la vez que el esmalte y se mantendrán ahí por mucho tiempo. Para concluir, como último toque, los fijaremos con un *top coat.*

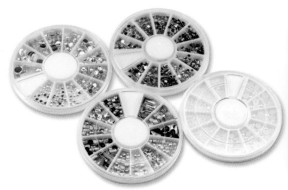
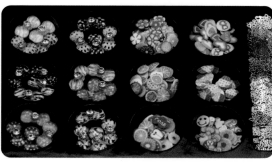

TÉCNICAS DE TENDENCIA

Velvet • Efecto aterciopelado para unas uñas originalísimas. Para conseguirlo, se usa un polvo normalmente opaco que se aplica después de haber extendido un esmalte de base; lo que sobra se eliminará con un pincelito. Estos polvos, vendidos en envases de plástico transparente o en pequeños frascos, se pueden encontrar en muy variados colores, desde los más clásicos negro o burdeos, hasta tintas fluorescentes, perfectas para llamar la atención de todo el mundo con un *look* deslumbrante en las cálidas noches de verano. Los efectos que pueden lograrse son absolutamente variados.

Stamping • Con esta técnica se puede practicar un nail art profesional con pocos y sencillos gestos. Elegiremos una plantilla *(stamping plate)* con los dibujos que más nos gusten, aplicaremos alguna gota de esmalte sobre el diseño elegido, retiramos el color que sobra con un raspador *(scraper),* colocamos el sello en el diseño elegido para transferirlo y, para finalizar, lo pasaremos por las uñas para fijar el diseño sobre ellas.

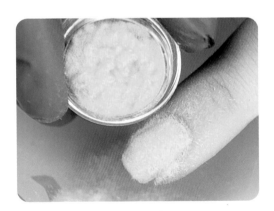
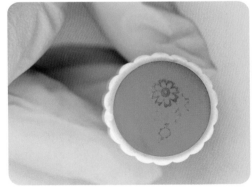

Pegatinas con agua (transfer). • El procedimiento es muy sencillo, basta con recortar el papel con la imagen que queremos usar y dejarlo en remojo durante unos pocos segundos bajo unas gotas de agua, cogerlo con unas pinzas y colocarlo en las uñas: el papel se quedará pegado y sobre las uñas se quedará el diseño que hayamos elegido.

FIJAR EL ESMALTE

¿El esmalte tarda mucho en secarse? No hay problema, hoy en muchas tiendas se pueden encontrar productos «fijaesmalte» que te ayudarán a reducir los tiempos de secado.
Y también esmaltes de secado rápido: resultan muy prácticos y fáciles de extender y se secan en pocos minutos.

Para fijar el esmalte también podemos encontrar:

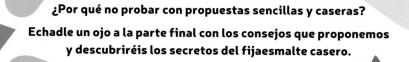

Productos de espray. Estas latas contienen un producto que se pulveriza sobre las uñas después de aplicar el esmalte: se crea una pátina que acelera el secado. Normalmente, es mejor aplicar estos productos en una habitación bien ventilada.

Gotas fijaesmalte. Se aplican con un cuentagotas sobre las uñas después de haber extendido el esmalte. Yo personalmente las prefiero a los espráis porque son más fáciles de usar.

Ventiladores. Existen ventiladores fijaesmalte que emiten aire caliente o frío y ayudan a reducir los tiempos de secado.

¿Por qué no probar con propuestas sencillas y caseras?
Echadle un ojo a la parte final con los consejos que proponemos y descubriréis los secretos del fijaesmalte casero.

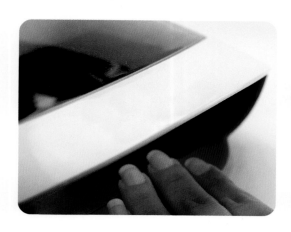

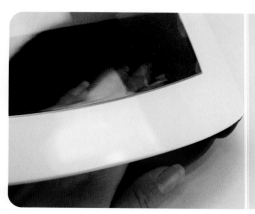

FORMAS DE UÑA

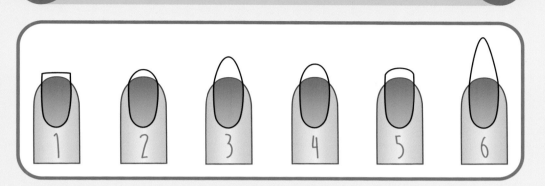

1. CUADRADA • La forma más clásica. A menudo se usa para la manicura francesa, porque da más margen para trabajar, dado que tanto los laterales como las puntas son rectas. Es una forma más que apta para llevar a cabo un diseño complejo y aplicar el esmalte de gel. Empezaremos a trabajar por los lados, que deben quedar absolutamente rectos, y por la punta pasaremos la lima, manteniéndola firme y paralela a las uñas. Aunque ojo: esta forma podría acentuar los defectos de los dedos pequeños y rechonchos, empeorando aún más su apariencia.

2. REDONDA • Para conseguir esta forma habrá que limar las uñas empezando por el lateral, desplazándonos suavemente desde el interior y redondeando la parte de arriba con movimientos ligeros. Empezaremos por un lado y pasaremos después al otro, controlando que estén perfectamente igualados. Es una tipología clásica, perfecta para la gente que lleva uñas cortas y adaptable a muy diferentes tipos de mano.

3. ALMENDRA • Siendo una variante de la uña redonda, su nombre ya nos dice mucho. Tiene una base ancha y los extremos en punta. Empezaremos a limar desde los lados sin perder la simetría para después redondear ligeramente la punta. Esta forma es ideal para quien luce unas uñas largas y fuertes. Igual que las uñas en pico, son una demanda constante para reconstrucciones.

4. OVAL • Es una forma muy elegante y muy demandada. Empezaremos a limar comenzando por los lados para después llegar a la punta con un trato suave, delicado, para así evitar imprecisiones o manchas. A nivel visual, esta forma ayuda a que los dedos parezcan más largos.

5. OVAL CUADRADA • Se engloba dentro de la misma tipología de uña cuadrada, pero tiene una forma más suave y delicada gracias a la redondez del lateral. El proceso es idéntico al que se lleva a cabo para las uñas cuadradas, con el añadido de un limado de las esquinas que se realiza apoyando la lima sobre el exterior, para después llevarla hacia dentro con un movimiento ligero.

6. EN PICO • Esta forma no es nada fácil de lograr. Trazaremos con un lápiz una línea que recorra desde el centro de la uña hasta la punta, y después limaremos desde los laterales hasta el extremo de arriba, haciendo coincidir la punta con la línea. Es una manera particular y algo arriesgada tanto de diseñar como de aplicar. Se lleva a cabo casi exclusivamente con el método de la reconstrucción, dado que aplicar esta técnica en uñas «naturales» conllevaría quizá demasiado tiempo.

Parte 6

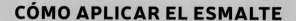

CÓMO APLICAR EL ESMALTE

Veamos ahora cómo se aplica el esmalte. Ten presente que una técnica adecuada hará que el diseño tenga aún mejor aspecto. Siguiendo estos sencillísimos consejos conseguiremos evitar sorpresas desagradables:

- antes de aplicar cualquier esmalte, hay que extender una base que se adapte al tipo de uña (fortalecedora, opaca, anti-amarillo o la que sea) y dejar que se seque bien antes de dar los siguientes pasos;

- elegiremos el color y agitamos el frasco unos segundos;

- descartaremos el esmalte que sobre en el pincel dejándolo en el borde del frasco;

- empezaremos dando una capa de esmalte con cuidado de no pasarse al extender el producto. Si el esmalte no cubre mucho, es mejor dar dos o más capas, pero aplicando muy poca pintura en cada una de ellas; el secado y el mantenimiento serán más que provechosos;

- empezaremos aplicando el producto apoyando el pincel en el centro de la lúnula y después iremos ampliando el recorrido volviendo siempre al centro;

- ahora extenderemos el esmalte hacia los lados, empezando siempre por arriba.

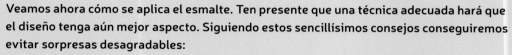

un consejo...

Si tenemos las uñas demasiado anchas y queremos que la mano parezca más fina, no pintaremos toda la uña; dejaremos un espacio en blanco a cada lado y así conseguiremos que la uña parezca más fina de lo que es.

Después de haber dado una capa, esperaremos un poco y dejaremos que se fije bien antes de empezar con la segunda.

Para terminar, dejaremos que se seque y, en caso de que hubiera manchas, las eliminaremos con un algodón mojado en disolvente y usaremos un corrector con forma de bolígrafo al uso que encuentres en cualquier tienda.

Video: www.nuinui.ch/video/nail-art-deluxe/p27

1 Para aplicar de manera precisa el esmalte es fundamental tener una postura cómoda; las manos deben estar quietas y bien extendidas.

2 Agitaremos siempre el producto y lo aplicaremos solo cuando la base esté bien seca.

3 Cogemos el esmalte del color elegido y mantendremos el pincel entre el pulgar y el índice.

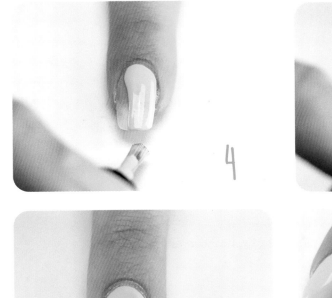

4

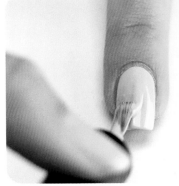

5

6

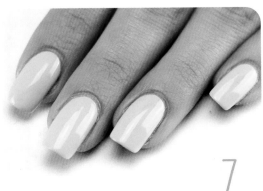

7

4 Empezamos a extender el producto comenzando por el centro de la uña, para después pasar a uno de los lados de fuera.

5 Volvemos a arrancar desde el centro y llegamos hasta el otro borde, repasando así la parte central.

6 Dejamos secar bien y, si es necesario, repetimos el procedimiento.

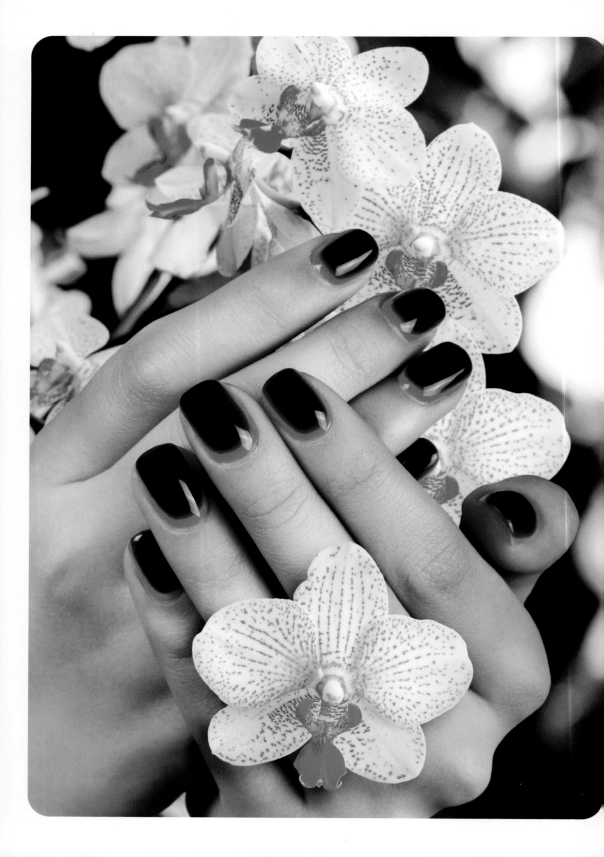

Nail ART

Glam Drugs

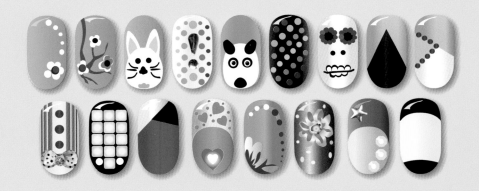

Video: www.nuinui.ch/video/nail-art-deluxe/p30

Magic Flowers

Llega la primavera y salen las primeras flores

Un diseño lleno de color, ideal para lucir
con el primer moreno del año...

Tiempo del proceso: 15 minutos

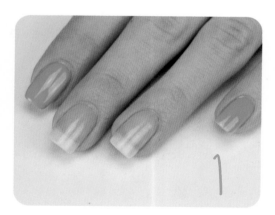

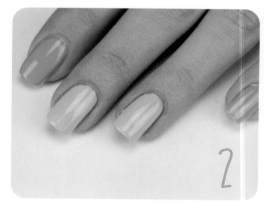

Se necesita

- esmalte base
- esmaltes rosa, azul celeste, blanco y azulón
- puntero

1-2 Aplicar base y color

Aplicamos el esmalte base, extendemos dos veces
el esmalte rosa en la uña del pulgar, del índice y
del meñique y dos de azul celeste en el corazón y el
anular. Esperamos un poco hasta que esté bien seco.

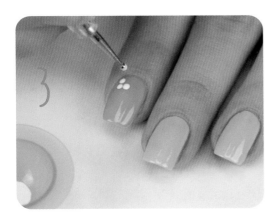

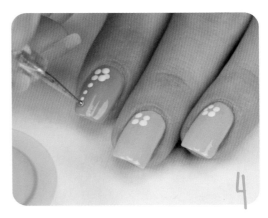

3-4 Decorar con el puntero

Mojamos el puntero en el esmalte blanco y hacemos puntos medianos y pequeños en un lado de la uña para hacer la flor y los lunares.

Un consejo El puntero es un instrumento muy útil para el nail art, que también se puede sustituir por un palillo, una horquilla o incluso por la punta redondeada de la carcasa de un bolígrafo.

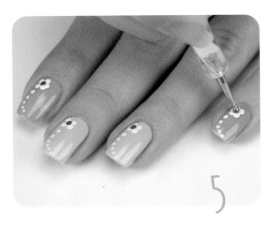

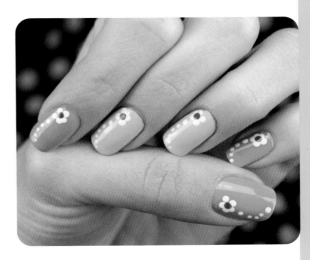

Decorar con el puntero

Sumergimos el puntero en el esmalte azulón y seguimos con los puntos hasta el centro de los pétalos ya hechos para poder completar la flor.

Otra opción Podemos hacer este diseño sustituyendo los esmaltes rosa y celeste por colores aún más vivos, como el coral o el verde manzana.

Video: www.nuinui.ch/video/nail-art-deluxe/p32

Flor de cerezo

Las ramas de los árboles se visten de frascos de colores: es el triunfo de la primavera

Con este diseño el efecto sorpresa está más que asegurado:
la pedrería ilumina las uñas; un modelo alegre
y original que embellece las manos

Tiempo del proceso: en torno a los 15 minutos

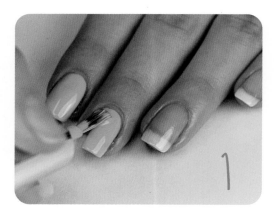

1

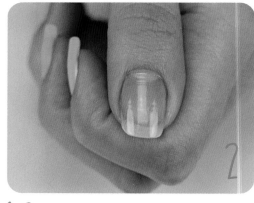

2

Se necesita

- ● esmalte base
- ●●○●● esmaltes verde, marrón, blanco, rosa y negro
- ● puntero
- ● pincel de punta para uñas
- ● piedrecitas de colores

1-2 Aplicar base y color

Aplicamos el esmalte base, después extendemos dos capas de verde y esperamos a que se seque por completo.

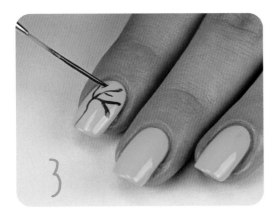

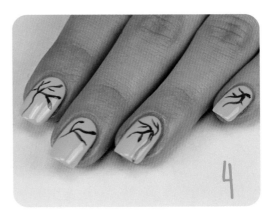

3-4 Decorar con el pincel

Sumergimos un pincel de punta con cerdas gruesas en el esmalte marrón y trazamos una línea suave para pintar las ramas, como en la imagen.

Un apunte El stripes nail brush *es un pincel de punta para uñas con una punta muy larga, útil para trazar líneas precisas y realizar detalles bien definidos. Su uso es de lo más sencillo: basta con mojarlo con el esmalte, apoyarlo en las uñas y deslizarlo sin mover la mano.*

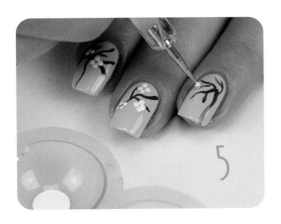

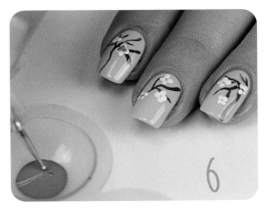

Decorar con el puntero

Sumergimos el puntero en el esmalte blanco y hacemos puntitos medianos y pequeños para dar forma a las flores.

Decorar con el puntero

Sumergimos el puntero en el esmalte rosa y hacemos puntos muy pequeños, más aún que los blancos de antes.

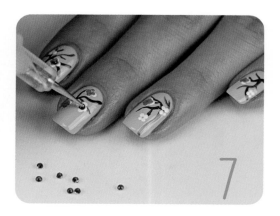

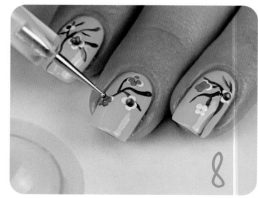

Aplicar las piedras strass

Para aplicar la pedrería, hay que cogerla con ayuda del puntero, la colocamos en el centro de una de las flores y la fijamos con una gotita de esmalte transparente como pegamento.

Decorar con el puntero

En puntos en los que no hayamos aplicado la pedrería, hacemos puntos muy pequeños en el centro de las flores, bañando el puntero en el esmalte negro.

Otra opción *Podemos hacer este diseño cambiando el esmalte verde por otro color más claro, como un celeste o un rosa.*

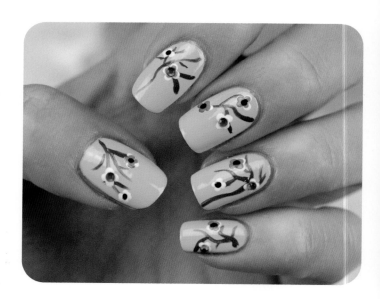

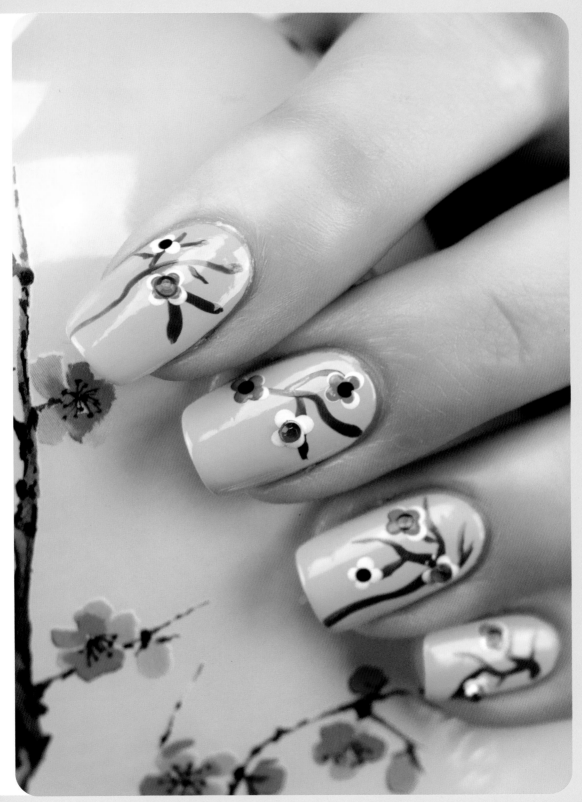

Video: www.nuinui.ch/video/nail-art-deluxe/p36

Felices Pascuas

Pollitos y conejitos...
la alegría de la semana

Un diseño colorido, alegre y divertido, ideal para recibir
a la bella primavera

Tiempo del proceso: unos 25 minutos

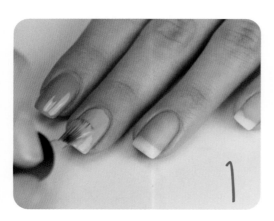

1

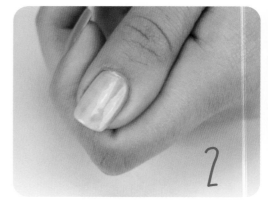

2

Se necesita

● esmalte base

●●●●●●○●● Esmaltes rosa palo, coral,
lila, amarillo, violeta, blanco, negro y naranja

● Puntero
● Pincel de punta para uñas
● Esmalte con *glitter*

1-2 Aplicar base y color

Aplicamos el esmalte base, después en dos capas
extendemos sobre las uñas un esmalte de otro color
siguiendo el orden que se ve en las imágenes y
esperamos a que esté bien seco.

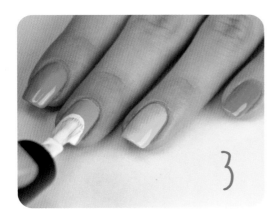

Pintar de blanco

Con el pincel del esmalte blanco hacemos en el dedo corazón un semicírculo hacia la mitad de la uña, para dibujar el hocico del conejito.

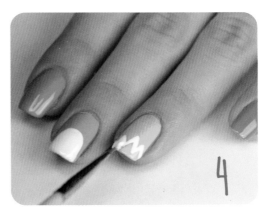

Pintar con el pincel

Mojamos el pincel de punta en el esmalte blanco y trazamos sobre el anular un borde irregular que represente la cáscara rota de un huevo, después lo coloreamos de blanco.

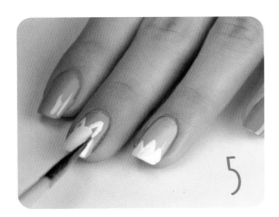

Pintar con el pincel

Nos ayudaremos del pincel para hacer en el dedo corazón dos triangulitos blancos en los lados contrarios al semicírculo que hemos pintado antes: así saldrán las orejas del conejito.

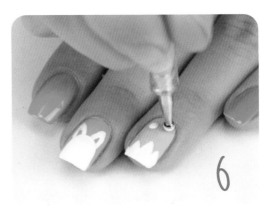

Decorar con el puntero

Sumergimos el puntero en el esmalte blanco y hacemos en el anular dos puntos ni muy grandes ni muy pequeños sobre los que poder dibujar los ojos del pollito.

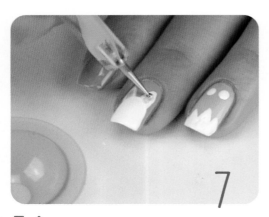

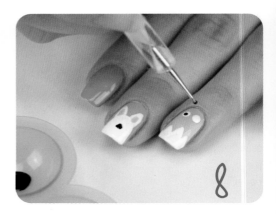

7-8 Decorar con el puntero

Con el puntero, pintamos el interior de las orejas del conejito con esmalte rosa y dibujamos la nariz con el negro, que también usaremos para los ojos del pollito.

Un consejo Los esmaltes con glitter son más prácticos y más cómodos que los polvos, pero se deben aplicar en más capas. Si el glitter utilizado ocupa demasiado, echa alguna gota de producto en un trozo de papel de aluminio y aplica el glitter valiéndote del puntero.

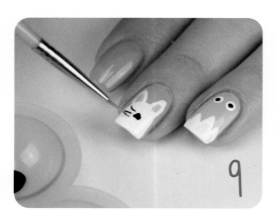

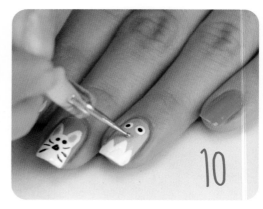

Decorar con el pincel

Sumergimos el pincel de punta en el esmalte negro y hacemos los bigotes al hocico del conejo.

Decorar con el puntero

Metemos el puntero en el esmalte naranja y dibujamos el pico del pollito.

Aplicar el esmalte con *glitter*

Seguimos aplicando el producto hasta que consigamos el resultado deseado.

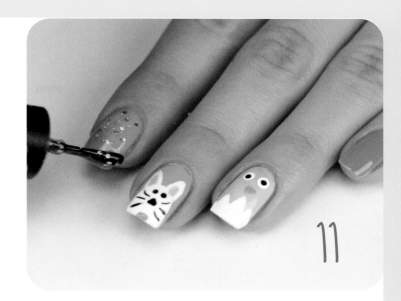

Otra opción Este diseño se puede hacer cambiando el esmalte base por cualquier color pastel, como el celeste, el verde, el naranja o el violeta.

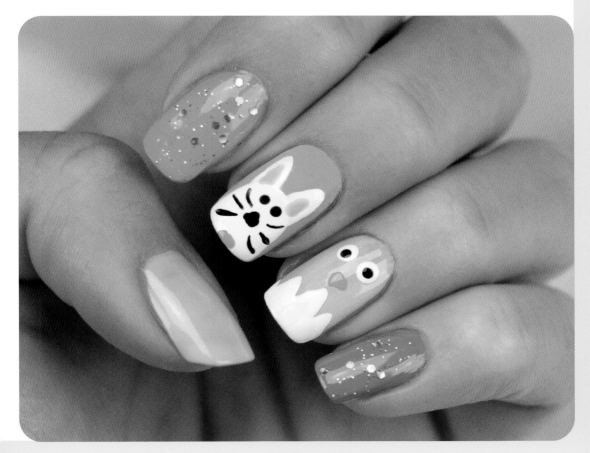

Video: www.nuinui.ch/video/nail-art-deluxe/p40

Lunares de colores

¿Recrear un arcoíris con puntitos?
Con un poco de fantasía, claro que se puede

Es fácil: gracias a esta técnica
obtendremos un efecto degradado

Tiempo del proceso: más de 10 minutos

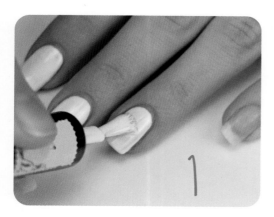

1

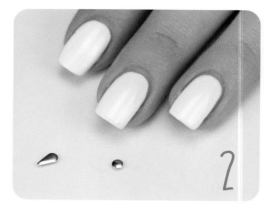

2

Se necesita

- esmalte base blanco
- ●●●●●●● esmaltes rojo, naranja, amarillo, verde, azul celeste, añil y violeta
- puntero
- tachuelas

1-2 Aplicar el esmalte base blanco

Aplicamos el esmalte base blanco en dos pasadas y esperamos a que se seque del todo antes de poner las tachuelas en el anular.

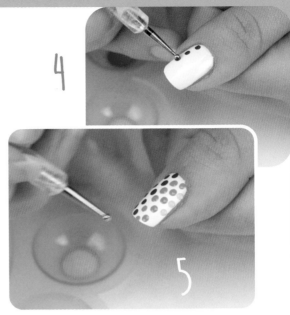

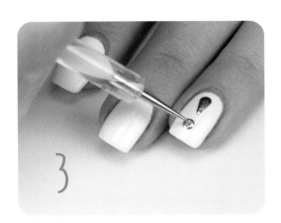

Aplicar las tachuelas

Para poner las tachuelas, nos ayudaremos del puntero, las colocamos en las uñas y las fíjamos con una gotita de esmalte transparente como pegamento.

4-5-6 Decorar con el puntero

Mojamos el puntero en los esmaltes de color y hacemos lunares medianos alternando los colores.

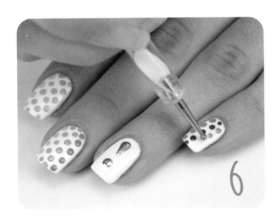

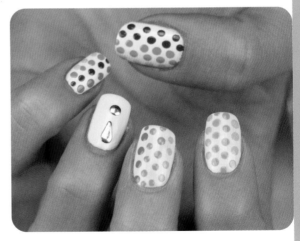

Un consejo Si queremos que el diseño sea original con pocos y simples gestos, haremos que las uñas luzcan distintas entre sí, como en este caso, y las decoraremos usando, en vez de los lunares, glitter o pedrería…

Otra opción Podemos hacer esta decoración con todos los colores que podamos, dando alas a la fantasía.

Vídeo: www.nuinui.ch/video/nail-art-deluxe/p42

Dibumanía

¡Nunca se es demasiado mayor para unos dibujos animados!

Inspirándonos en diseños creativos e imaginativos, vamos a atrevernos a dibujar nuestros personajes preferidos

Tiempo del proceso: más de 25 minutos

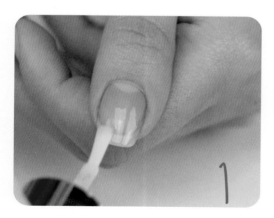

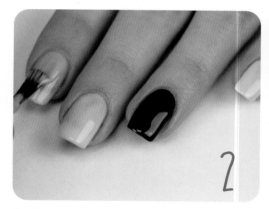

Se necesita

- esmalte base
- ●●●●○●●● esmalte verde, amarillo, negro, azul celeste, blanco, carne, marrón, naranja y azulón
- pincel de punta para manicura
- puntero y cinta adhesiva

1-2 Aplicar base y color

Aplicamos el esmalte base, después daremos dos pasadas de pintura de distintos colores en cada uña siguiendo el orden que aparece en las imágenes y esperaremos a que se seque por completo.

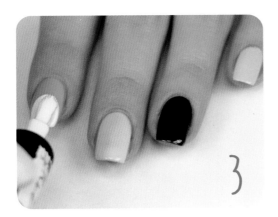

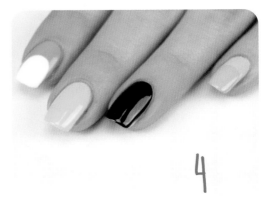

Pintar de blanco

Con el pincel del esmalte blanco pintamos en el índice un semicírculo para dibujar el hocico del panda y después hacemos lo propio con el anular para dar forma al pingüino.

Decorar con el esmalte color carne

Tomamos un poco de esmalte color carne y con el pincel reproducimos la forma del paso anterior, ahora sobre la uña del meñique: será la cabeza del perro.

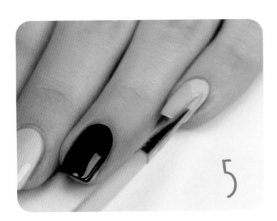

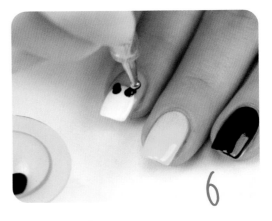

Pintar con el pincel

Ayudándonos con el pincel, hacemos dos triangulitos color carne en los lados opuestos al semicírculo hecho antes: el perro ya tendrá orejas.

Decorar con el puntero

Metemos el puntero en el esmalte negro y en la uña del índice hacemos dos lunares más grandes para dar forma a las orejas del panda.

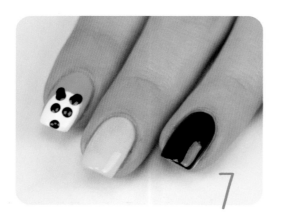

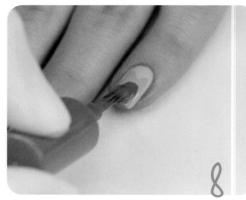

Decorar con el puntero

Con el puntero bañado en tinta negra hacemos otros tres puntos más pequeños que representen los ojos y la boca del panda.

Dibujar con el esmalte marrón

Con el pincel del esmalte marrón hacemos un semicírculo sobre el otro semicírculo ya hecho en la uña del meñique, dejando un pequeño borde.

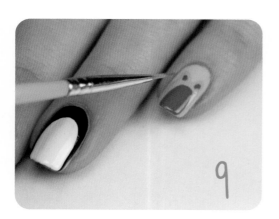

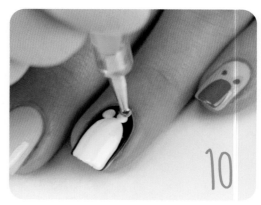

Dibujar con el pincel

Ayudándonos del pincel, dibujamos el interior de las orejas del perro haciendo con el esmalte marrón dos triangulitos con un vértice redondeado.

10-11 Decorar con el puntero

Sumergimos el puntero en el esmalte blanco y hacemos en el anular dos puntitos medianos. Con el naranja, las patas y el pico del pingüino.

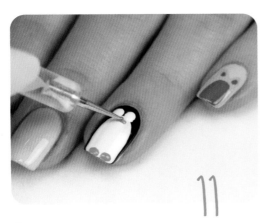

11

🔹 *Un apunte* Este tipo de diseño se realiza a mano alzada, pero en diferentes tiendas puedes encontrar adhesivos de muy diferentes formas y dibujos para hacer decoraciones de cualquier tipo.

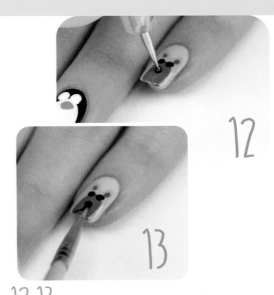

12

13

12-13 Dibujar con el puntero y el pincel

Con el esmalte negro, usamos el puntero para hacer los ojos y la nariz del perro y el pincel para el hocico.

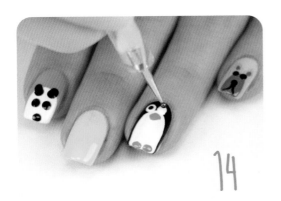

14

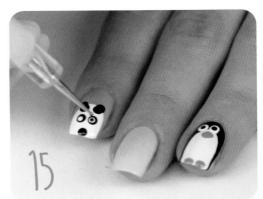

15

14-15 Decorar con el puntero

Con el puntero impregnado en esmalte negro hacemos los ojos del pingüino. Para hacer el panda, hacemos dos puntitos de esmalte blanco con dos puntos negros en su interior.

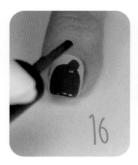 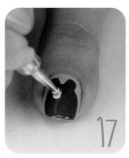 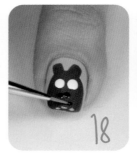 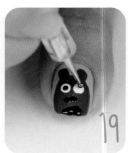

16 Dibujar con el pincel

Ayudándonos con el pincel del esmalte, dibujamos sobre el pulgar con el marrón un semicírculo y dos triangulitos con el vértice redondeado para dar forma al hocico y a las orejas del osito.

17-18-19 Decorar con el puntero

Con el puntero metido en el esmalte blanco y después en el negro, hacemos puntitos de diferentes tamaños para recrear los ojos, la nariz y la boca del osito.

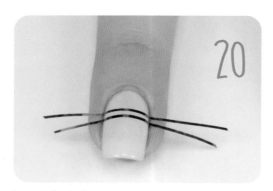 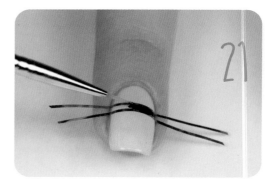

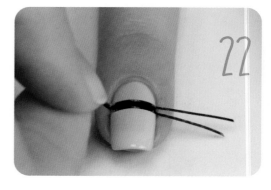

20-21-22 Usar las tiras adhesivas

Colocamos dos tiras adhesivas poco distantes entre sí hacia la inserción de la uña del dedo corazón. Coloreamos de negro el espacio intermedio y retiramos las tiras.

Otra opción Podemos crear cualquier personaje a partir de lo que nos diga la imaginación. Si queremos, podemos sustituir los esmaltes usados para el fondo con otros de distintos colores.

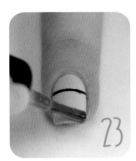
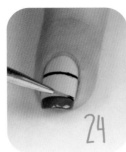
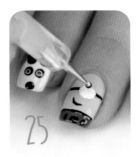
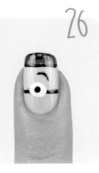

23-24 Decorar con el esmalte azulón y el pincel

Tomamos un poco de azulón y con el pincel del esmalte hacemos una manicura francesa hacia la punta de las uñas. Con un pincel impregnado en negro, podemos recrear el efecto de los vaqueros, dibujando un bolsillo en el centro y dos a los lados.

25-26 Decorar con el puntero

Con el puntero bañado en blanco y después en negro, hacemos el efecto del ojo como se ve en las imágenes.

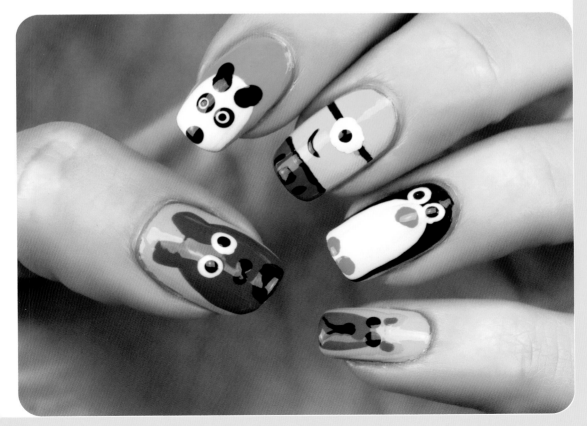

Vídeo: www.nuinui.ch/video/nail-art-deluxe/p48

Rainbow

Un diseño maravilloso con todas las tonalidades del arcoíris.

Un arcoíris que resalta sobre la base negra, para un efecto *chic* y romántico

Tiempo de proceso: 10 minutos

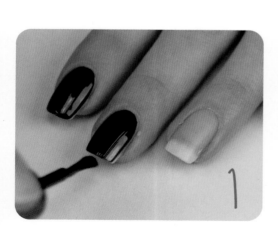

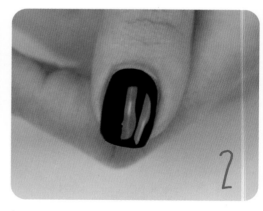

Se necesita

● esmalte base

●●●●●●●●● esmalte negro, rojo, naranja, amarillo, verde, azul, añil y violeta

● puntero

1-2 Aplicar base y color

Aplicamos el esmalte base, después damos dos capas de esmalte negro y esperamos a que se haya secado por completo.

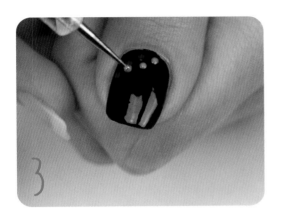

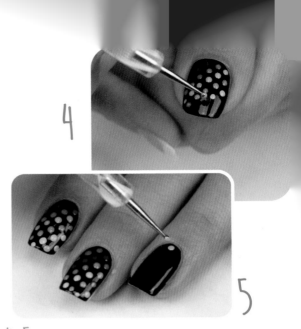

Decorar con el puntero

Metemos el puntero en los esmaltes de color, empezando por el rojo y haciendo lunarcitos en filas oblicuas, usando un color por fila.

4-5 ## Decorar con el puntero

Al final de cada fila pasamos al siguiente color limpiando el extremo del puntero sobre un montón de algodón empapado en acetona. Continuamos así hasta obtener el resultado deseado.

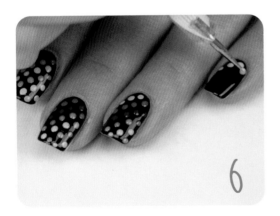

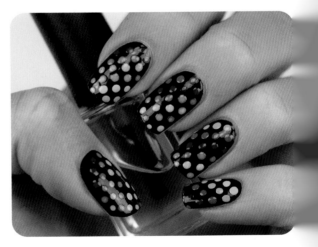

Un apunte Las bases oscuras, como el negro o el violeta, hacen que resalten los colores claros, como el azul pastel o el rosa, entre otros.

Otra opción También podemos hacer este diseño usando un solo color para cada uña, o para toda la mano.

Vídeo: www.nuinui.ch/video/nail-art-deluxe/p50

Glamur de Halloween

Uñas «enmascaradas» para la noche más terrorífica del año

Un exitosísimo diseño fantasmagórico, lleno de glamur y refinamiento...

Tiempo de proceso: 15 minutos

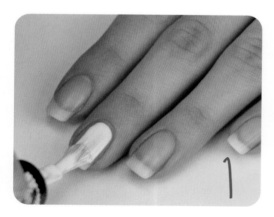

1

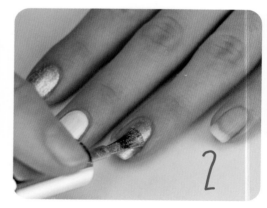

2

Se necesita

- esmalte base
- ⚪⚫⚫⚫ esmalte blanco, dorado, negro y lila
- puntero
- cinta adhesiva

1-2-3-4 Aplicar base y color

Aplicamos el esmalte base, después damos dos capas de esmalte blanco a las uñas del dedo corazón y esperamos a que se seque. Mientras, usamos el esmalte dorado para las otras uñas.

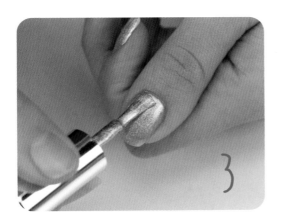

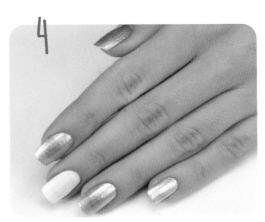

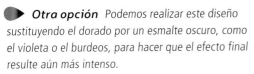 **Otra opción** *Podemos realizar este diseño sustituyendo el dorado por un esmalte oscuro, como el violeta o el burdeos, para hacer que el efecto final resulte aún más intenso.*

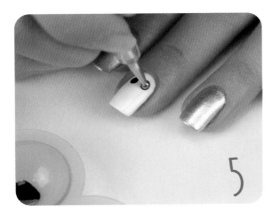

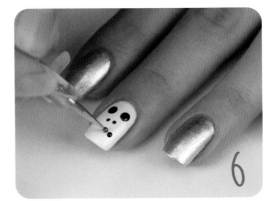

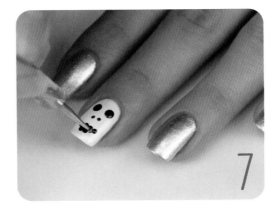

5-6-7 Decorar con el puntero

Sumergimos el puntero en el esmalte negro y sobre el fondo blanco del dedo corazón hacemos puntos medianos y pequeños para dar forma a las cuencas de los ojos, a la nariz y a la boca de una calavera.

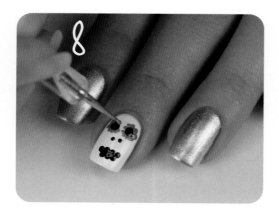

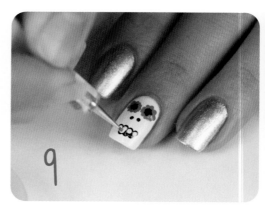

Decorar con el puntero

Sumergimos el puntero en el esmalte lila y dibujamos unos puntos en torno a los ojos.

9-10 Decorar con el puntero

Sumergimos el puntero en esmalte blanco y hacemos unos puntos que representen los dientes de la calavera.

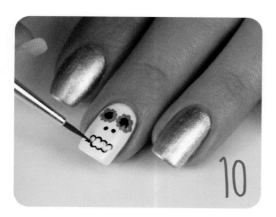

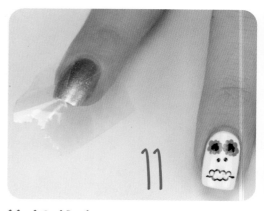

Un consejo *La cinta adhesiva y corriente resulta muy útil a la hora de realizar diseños, porque nos permite crear formas lo más variadas posible y dar vida a muchos efectos decorativos distintos.*

11-12-13-14 Decorar con cinta adhesiva

Cortamos dos cachitos de cinta adhesiva y los colocamos de manera que quede al aire solo una parte de la uña, que tendrá que formar un triángulo con la base girada hacia el pegamento. Coloreamos este triángulo de negro, y después retiramos la cinta adhesiva con delicadeza.

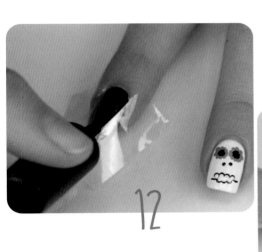

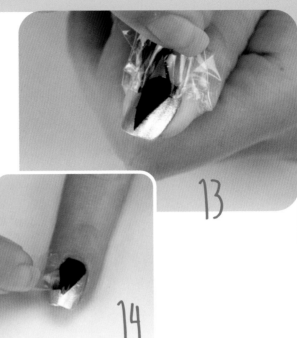

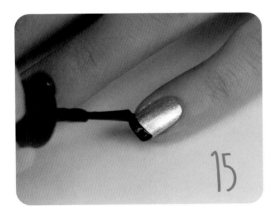

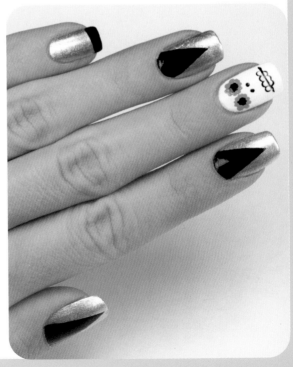

Decorar con manicura francesa

Después de haber reproducido este diseño en pulgar, índice y anular, hacemos sobre el meñique una francesa muy cuadrada con el esmalte negro.

Vídeo: www.nuinui.ch/video/nail-art-deluxe/p54

Geometría con puntos

Uñas sobrias y de tinta suave, para un look un poco años 70

Formas geométricas, lunares y colores finos para un diseño muy demandado

Tiempo de proceso: 30 minutos

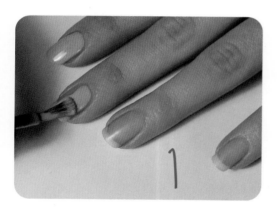

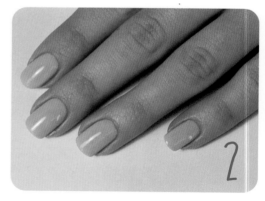

Se necesita

 esmalte base

esmalte color carne, blanco, dorado y burdeos

- puntero
- cinta adhesiva

1-2 Aplicar base y color

Aplicamos el esmalte base, después damos dos capas de esmalte color carne y esperamos a que esté completamente seco.

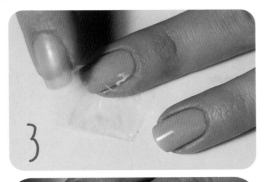

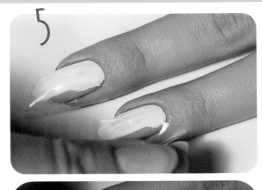

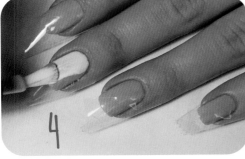

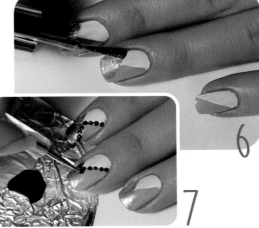

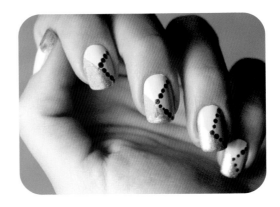

3-4-5-6 Decorar con cinta adhesiva

Cortamos trocitos de cinta adhesiva y los colocamos en oblicuo sobre las uñas. Revestimos la parte que ha quedado sin cubrir con el esmalte blanco y entonces retiramos suavemente la cinta. Dejamos que se seque bien el arreglo que se acaba de hacer. Cortamos más pedacitos de la cinta y los colocamos en oblicuo en sentido contrario al dibujo que hemos hecho antes en esmalte blanco. Rellenamos el trozo que queda al aire con el esmalte dorado y vamos quitando la cinta poco a poco. Podemos seguir estos pasos también a mano alzada.

● ○ ● ●

▶ *Otra opción* *Podemos hacer este diseño cambiando el esmalte color carne por un tono más vivo, flúor, por ejemplo, o verde manzana, combinándolo con un esmalte blanco, celeste o azulón.*

7 Decorar con el puntero

Mojamos el puntero en el esmalte burdeos y hacemos puntos medianos en los dos lados del triángulo de color que no están pegados a la piel.

Video: www.nuinui.ch/video/nail-art-deluxe/p56

Dolls' Room

Una delicada yuxtaposición de colores para un diseño tierno y romántico

Lacitos, rayas y lunares...
¡y a recuperar el ánimo!

Tiempo de proceso: 10-15 minutos

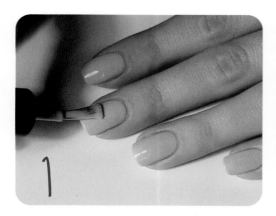

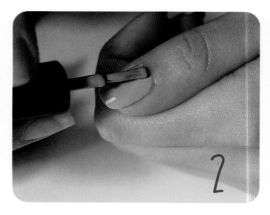

Se necesita

- esmalte base
- esmalte color carne y burdeos
- puntero
- pincel de punta para uñas
- pedrería en lacitos

1-2 **Aplicar el esmalte blanco y el de color**

Aplicamos el esmalte base, damos dos capas de esmalte color carne y esperamos a que esté completamente seco.

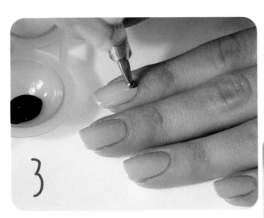

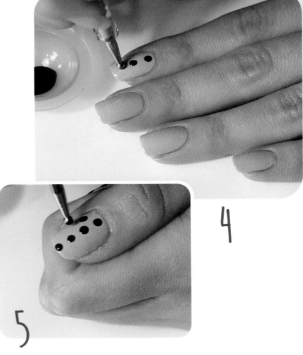

3-4-5-6 Decorar con el puntero

Empapamos el puntero en el esmalte burdeos y hacemos muchos puntos medianos sobre la uña del pulgar, del índice y del meñique, creando un efecto «topos».

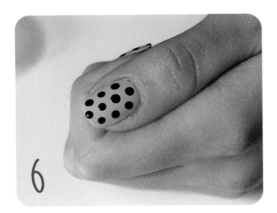

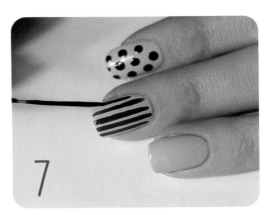

Otra opción Podemos llevar a cabo este diseño usando en lugar del color carne uno más intenso, como el marrón o el burdeos para hacer rayas y un rosa pálido para los lunares, creando un contraste muy agradable.

Decorar con el pincel

Empapamos el pincel de punta con cerdas gordas en el esmalte burdeos y trazamos líneas verticales en la uña del dedo corazón.

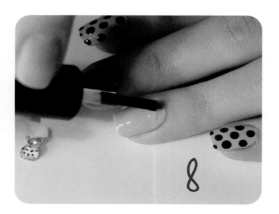 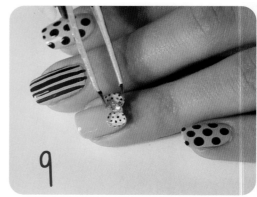

8-9 Aplicar la pedrería en lacito

Para aplicar el lacito, nos ayudaremos del puntero, lo colocamos en la uña del anular, en la parte más cercana a la base, y lo fijamos con una gota de esmalte transparente adhesivo.

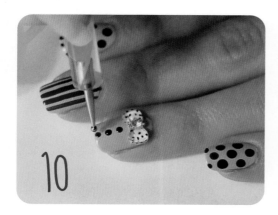 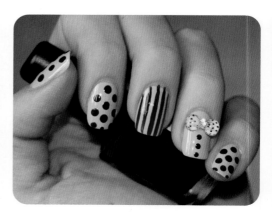

Decorar con puntero

Empapamos el puntero en el esmalte burdeos y decoramos la uña del anular haciendo tres lunares medianos debajo de la pedrería.

Un consejo Las líneas trazadas con el pincel de punta de cerdas gordas también se pueden hacer alternando con rayas finas de cinta adhesiva en la uña y cubriendo las zonas que hayan quedado sin pintar con esmalte burdeos.

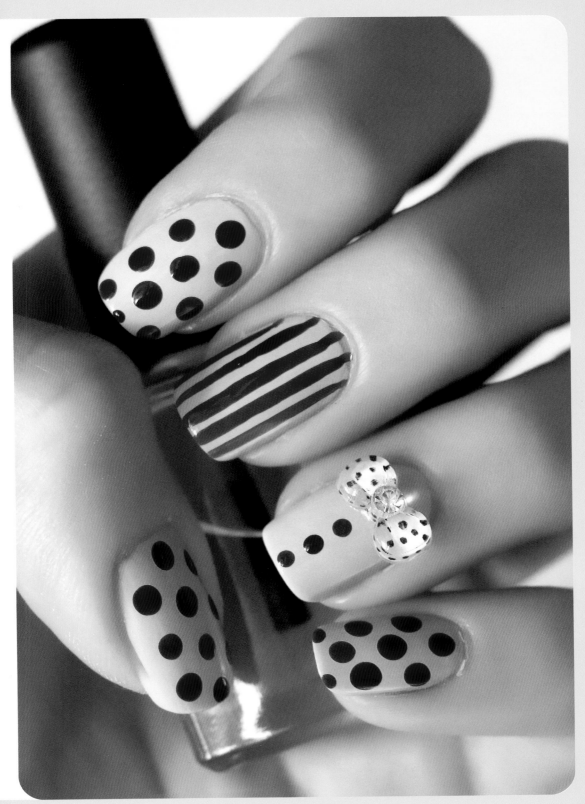

Video: www.nuinui.ch/video/nail-art-deluxe/p60

Metal Moment

Una decoración agresiva y seductora para lucir en un concierto rock

¡Pasa un buen rato vistiendo tus uñas con tachuelas de oro y plata!

Tiempo de proceso: 10 minutos

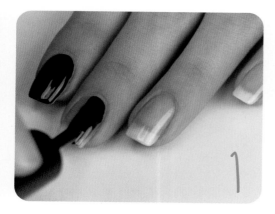

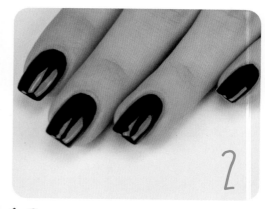

Se necesita

- esmalte base
- esmalte negro y blanco
- tachuelas
- puntero

1-2 Aplicar la base y el color

Aplicamos el esmalte base, damos un par de capas de negro y esperamos a que se seque.

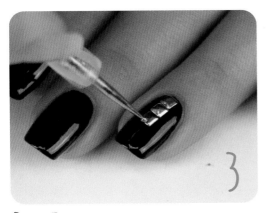

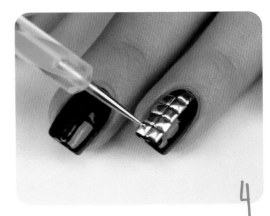

3-4-5 Aplicar las tachuelas

Para aplicar las tachuelas, ayudándonos del puntero, las colocamos sobre la uña del anular, como se puede observar en la imagen, y las fijamos con una pequeña gota de esmalte transparente como pegamento.

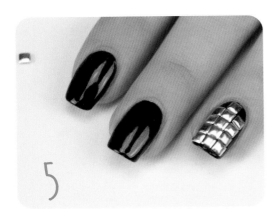

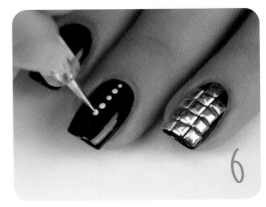

▶ *Un apunte* *Las tachuelas se aplican exactamente igual que la pedrería sin causar perjuicio a las uñas.*

Decorar con el puntero

Empapamos el puntero en el esmalte blanco y hacemos lunares de pequeñas dimensiones en las otras uñas.

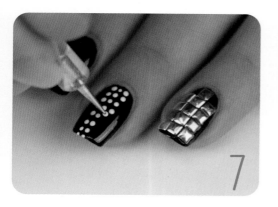

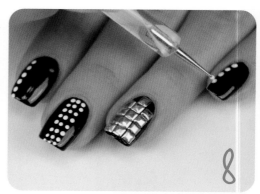

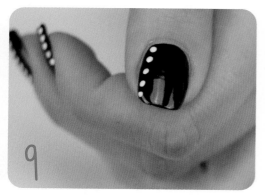

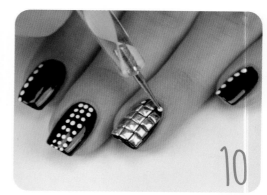

7-8-9-10   Decorar con el puntero

Pintamos el pulgar, el índice y el meñique con cinco puntitos de esmalte blanco que formen una línea vertical a los lados de la uña. La decoración del corazón es más rica, con tres filas verticales de ocho puntitos, todas ellas hacia el centro de la uña.

 Otra opción *Podemos hacer este diseño cambiando el negro por un violeta o un verde oscuro.*

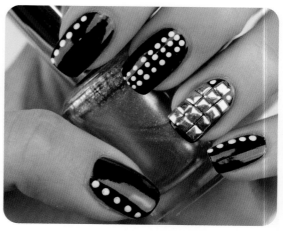

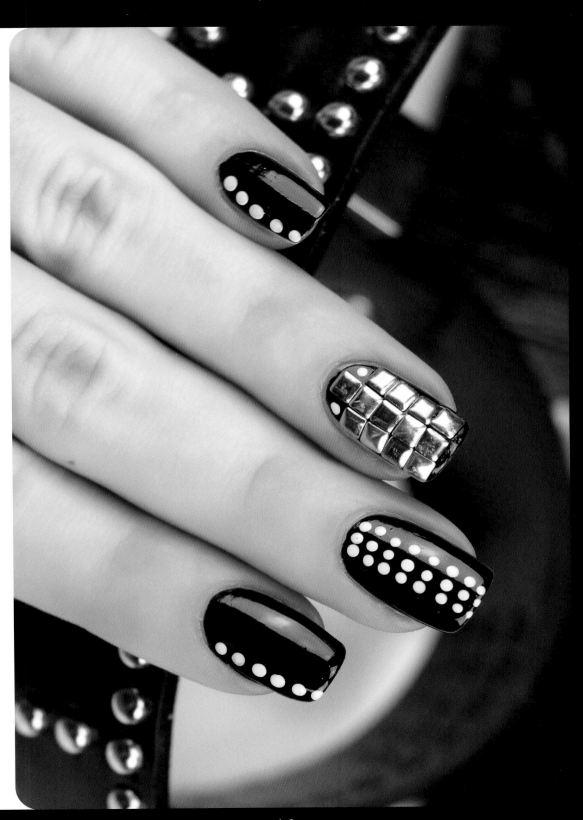

Video: www.nuinui.ch/video/nail-art-deluxe/p64

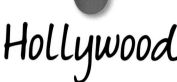

Hollywood

Uñas de estrella: laqueadas y brillantes, ¡pero con un toque de metal!

Con esta rápida y sencilla técnica, basta un poco de cinta adhesiva para crear una decoración geométrica muy efectista

Tiempo de proceso: 10 minutos

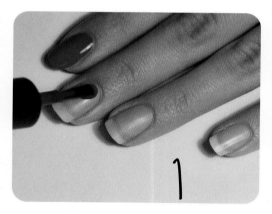

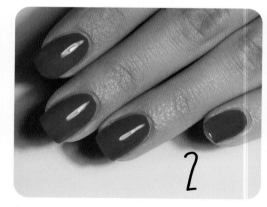

Se necesita

● esmalte base

●●● esmalte rojo, negro y gris con efecto espejo

• cinta adhesiva

1-2 Aplicar base y color

Aplicamos la base, damos dos capas de rojo y esperamos a que esté completamente seco.

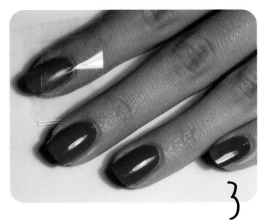

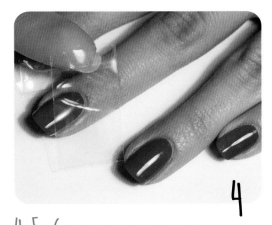

▶ *Un consejo* *Antes de usar la cinta adhesiva, nos aseguraremos de que el esmalte está bien seco, o, en caso contrario, se quedará pegado a la cinta adhesiva.*

4-5-6 **Aplicar la cinta adhesiva**

Cortamos trocitos de cinta adhesiva y los colocamos en oblicuo sobre las uñas, como en la imagen.

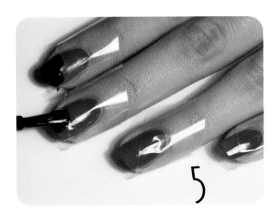

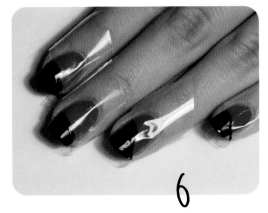

Aplicar el esmalte de color

Damos dos capas de negro sobre la parte de la uña que haya quedado al aire.

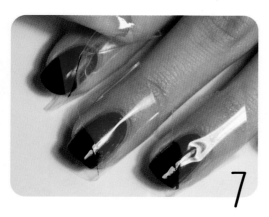

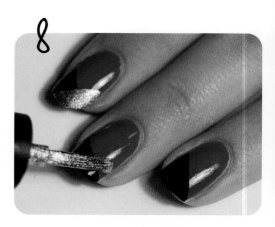

Retirar la cinta adhesiva

Terminada la aplicación del esmalte negro, retiramos poco a poco la cinta adhesiva.

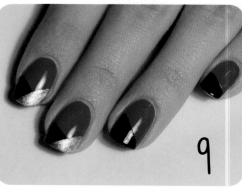

8-9-10 Usar el esmalte de color

A la hora de usar el esmalte gris efecto espejo, podemos usar la técnica de la cinta adhesiva, o también, si lo queremos, podemos hacerlo a mano alzada.

 Otra opción *Podemos hacer este diseño cambiando el rojo por un blanco o un celeste.*

○ ●

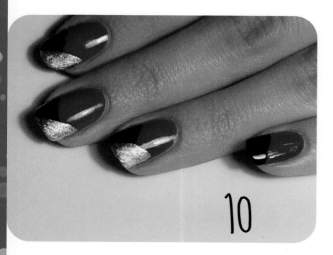

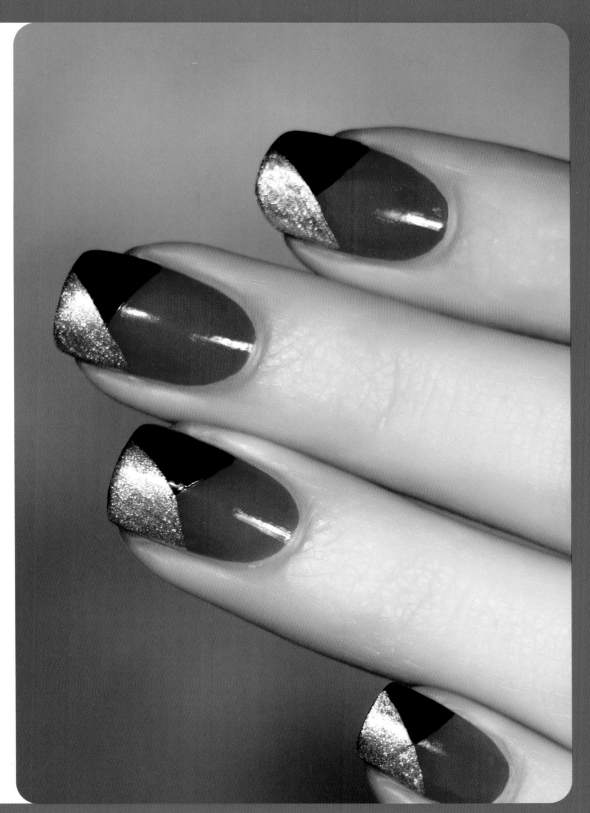

Video: www.nuinui.ch/video/nail-art-deluxe/p68

Love 4 You

Uñas alegres y románticas ¡para lucir en San Valentín!

Un diseño colorido y luminoso, hecho con fimo

Tiempo de proceso: 10 minutos

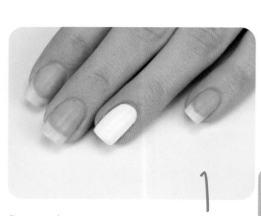

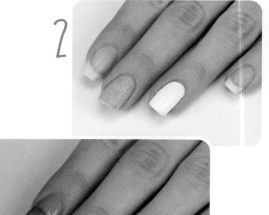

Se necesita

- esmalte base
- ○ ● ● esmalte blanco, gris efecto espejo y coral
- cinta adhesiva
- puntero
- tachuelas
- fimo

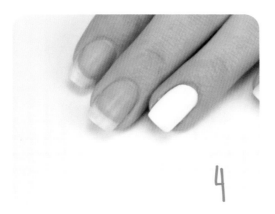

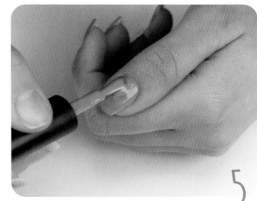

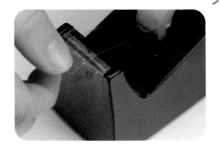

1-2-3-4-5 Aplicar base y color

Aplicamos esmalte base, damos dos capas de blanco sobre el anular, dos de gris efecto espejo sobre el corazón y dos de coral sobre el pulgar, el índice y el meñique. Esperamos a que estén secos del todo.

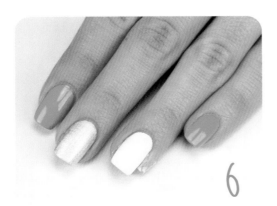

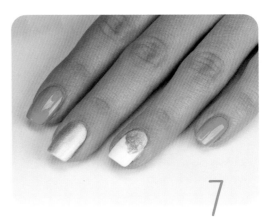

6-7 Aplicar cinta adhesiva y color

Para decorar el anular, cortamos un trocito de cinta adhesiva y lo colocamos en el centro de la uña, dejando dos espacios vacíos arriba y abajo. Coloreamos los extremos hasta donde empieza el gris. Para decorar el corazón, usamos el puntero empapado en coral: hacemos circulitos más pequeños y, a la hora de hacer los corazoncitos hacemos bolitas grandes que iremos extendiendo para formar la punta del corazón.

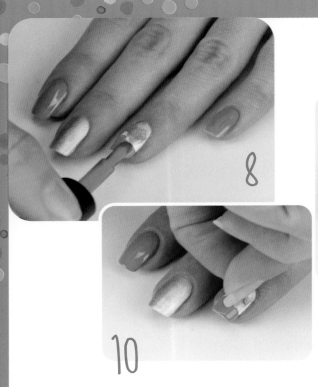

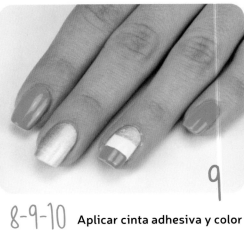

8-9-10 Aplicar cinta adhesiva y color

En la punta del anular, por el contrario, usaremos esmalte coral. Cuando acabe este proceso, retiramos la cinta adhesiva.

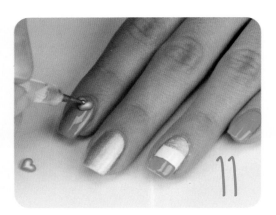

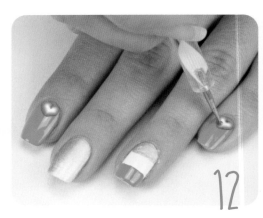

Un apunte *El fimo es una pasta de modelar con la que se pueden crear múltiples formas.*

Aplicar el fimo

Para usar el fimo, nos ayudaremos del puntero para colocarlo en la uña del índice y en la del meñique como se ve en la imagen y lo fijaremos bien con una gotita de esmalte transparente.

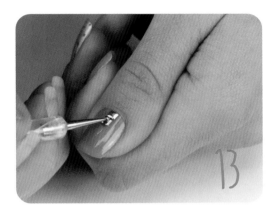

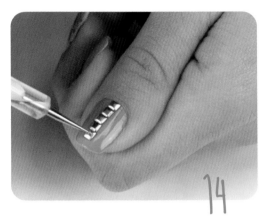

Aplicar las tachuelas

A la hora de aplicar las tachuelas, nos serviremos del puntero para colocarlas sobre la uña del pulgar como se observa en el ejemplo y las dejaremos bien fijadas con una pequeña gota de esmalte transparente.

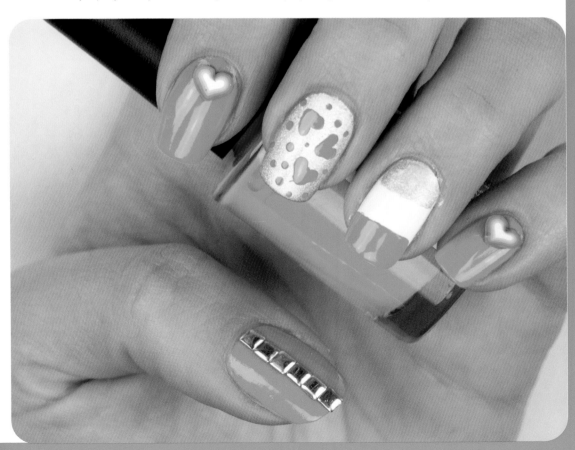

Video: www.nuinui.ch/video/nail-art-deluxe/p72

Flores de primavera

Cuando salga la flor, ¡dale un poco de color!

Los adornos florales llaman siempre la atención en las uñas:
estos pétalos difuminados resultarán
absolutamente fascinantes

Tiempo de proceso: 15-30 minutos

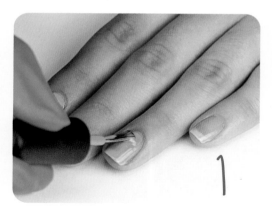

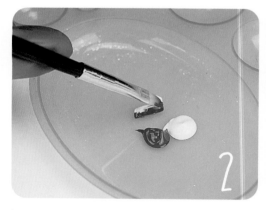

Se necesita

- base
 Acrílicos verde manzana, violeta y blanco
- puntero
- pincel plano
- pincel de punta

1 Aplicar base y color

Aplicamos la base, damos dos capas de esmalte
verde y esperamos a que esté completamente seco.

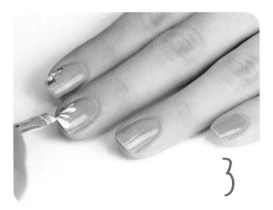

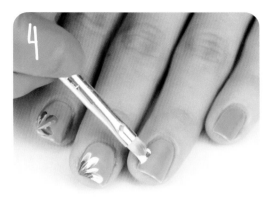

2 Pintar con el pincel

Empapamos el pincel plano en el esmalte violeta y blanco, dejando un extremo del mismo para cada color y lo limpiamos después para obtener un difuminado lo más uniforme posible.

Un apunte *Con los acrílicos se pueden hacer difuminados y otro tipo de diseños que con los esmaltes base no podríamos conseguir.*

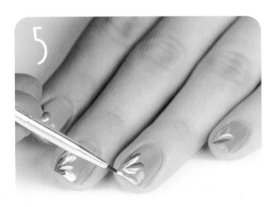

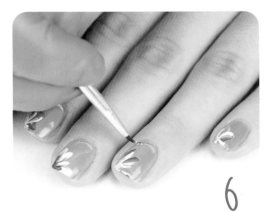

3-4-5-6 Dibujar con el pincel

Empezamos a decorar las uñas moviendo el pincel de punta de abajo arriba para formar los pétalos difuminados, luego crea líneas justo debajo de la línea de la cutícula.

Otra opción *Podemos probar a cambiar el verde por un rosa palo para conseguir un resultado más elegante.*

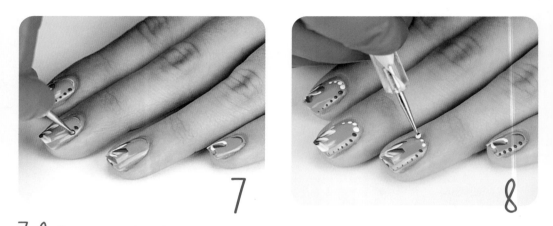

7

8

7-8 Decorar con el puntero

Empapamos el puntero en los esmaltes violeta y blanco y hacemos puntos de pequeñas dimensiones.

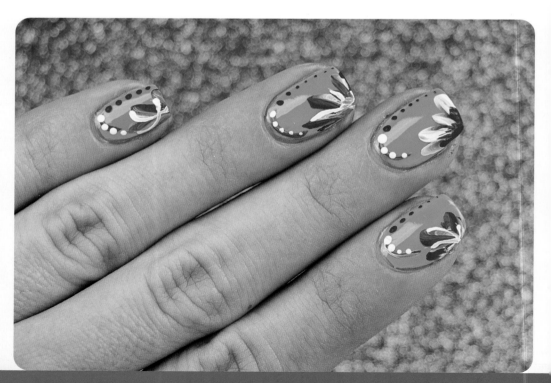

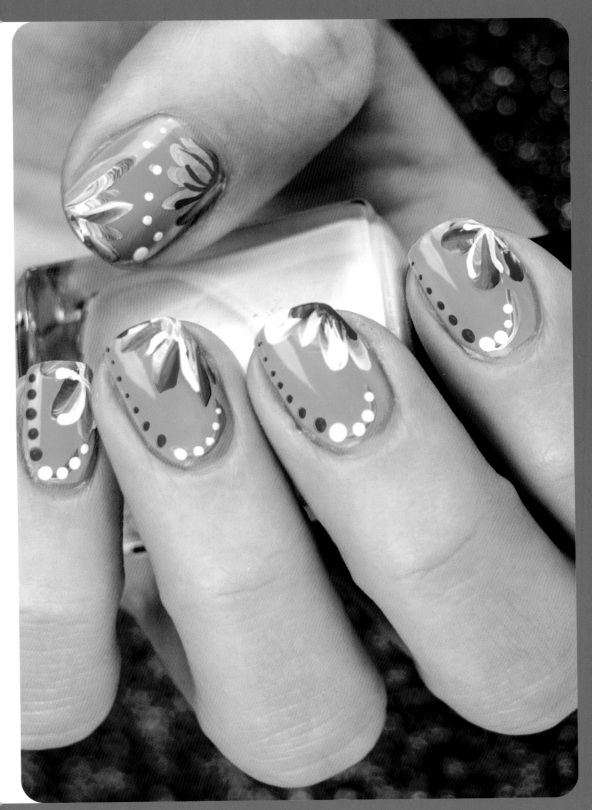

Vídeo: www.nuinui.ch/video/nail-art-deluxe/p76

Hermosos pétalos

Degradados y efectos tornasolados para una flor especial de verdad

Si lo que buscamos es un diseño sencillo, pero con un toquecito extra... ¡este es nuestro modelo!

Tiempo de proceso: 15-30 minutos

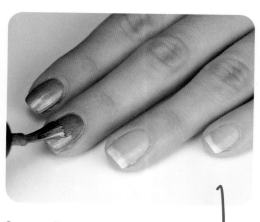

1

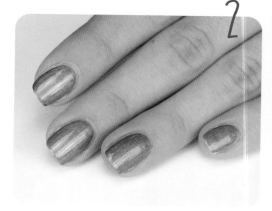

2

Se necesita

● base

●● ○ esmalte acrílico azulón, verde y blanco

● puntero

● pincel plano

● pincel de punta

1-2 Aplicar base y color

Aplicamos la base, damos dos capas de esmalte azulón y esperamos a que esté seco del todo.

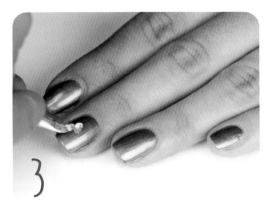

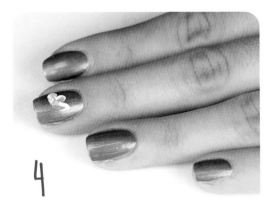

3-4 Dibujar con el pincel

Mojamos el pincel plano en verde y blanco, dejando un color en cada extremo, y lo movemos hasta obtener un difuminado uniforme.

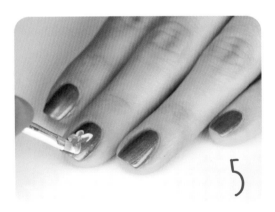

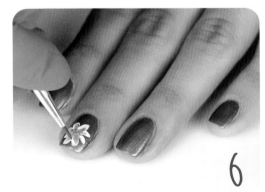

5-6 Dibujar con el pincel

Empezamos a decorar las uñas moviendo el pincel de abajo arriba formando pétalos difuminados, después le damos otro toque con el pincel de punta.

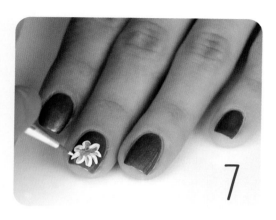

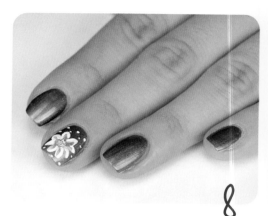

7-8 Matizar con pincel y puntero

Retocamos la decoración de las uñas con el pincel. Bañamos el pincel en verde y blanco y hacemos pequeños puntos.

Otra opción *Podemos cambiar el azulón por naranja para un diseño más veraniego y luminoso.*

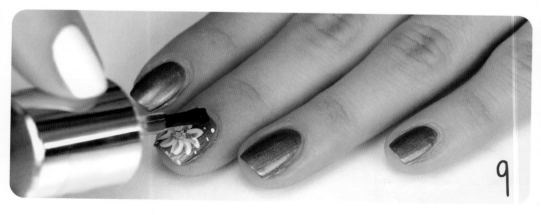

Extender el *top coat*

Aplicamos una fina capa de *top coat* para dar uniformidad a la superficie de la uña y que el diseño quede bien protegido.

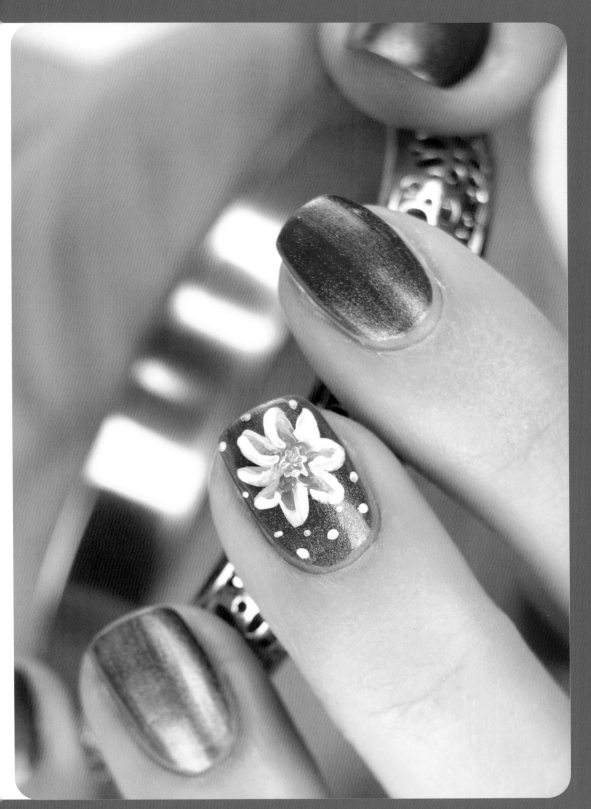

Vídeo: www.nuinui.ch/video/nail-art-deluxe/p80

Navy

Un azulón deslumbrante para llevar el mar en las uñas

Burbujas y estrellas para hacer más bonita nuestra manicura

Tiempo de proceso: 20 minutos

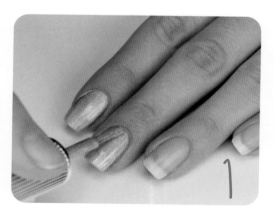

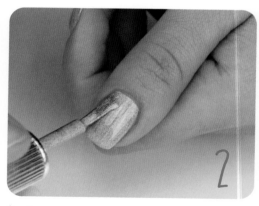

Se necesita

- base
- base gris efecto espejo, azulón deslumbrante
- puntero
- pedrería
- biselado para manicura

1-2 Aplicar base y color

Aplicamos la base, damos dos capas de gris efecto espejo y esperamos a que seque por completo.

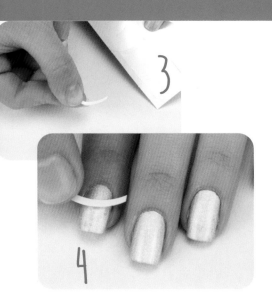

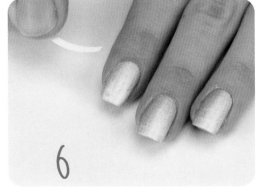

🔵 **Un consejo** *Si no tenemos la mano quieta o queremos hacer unas líneas perfectas, usaremos el celo o algún adhesivo específico para uñas.*

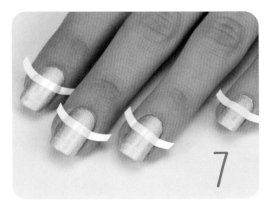

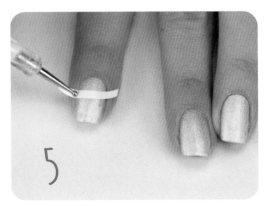

3-4-5-6-7-8 Aplicar el biselado

Colocamos más o menos a la altura del centro de la uña las tiras adhesivas para manicura y las presionamos un poco para que quede bien fijas.

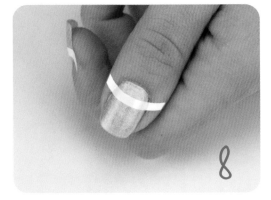

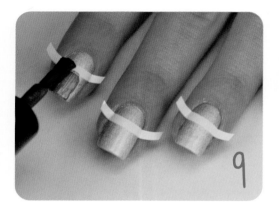

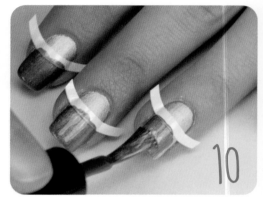

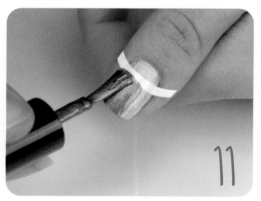

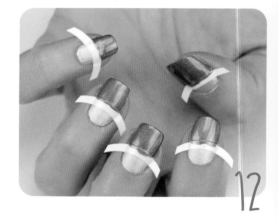

9-10-11-12 Aplicar color

Damos dos capas de azulón tornasolado sin invadir la parte de abajo y esperamos a que se seque por completo.

13 Retirar los adhesivos

Retiramos con mucha delicadeza las tiras que hemos puesto anteriormente para separar los dos tramos de la uña.

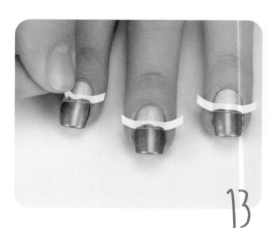

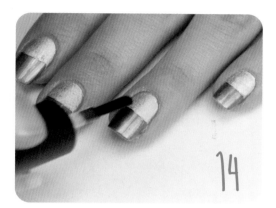

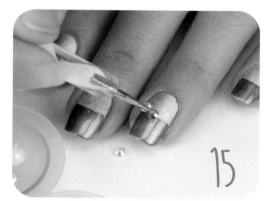

14-15-16-17 Aplicar pedrería

Para aplicar la pedrería, nos ayudaremos del puntero, la colocamos sobre las uñas como vemos en la imagen y la fijamos con una gotita de esmalte transparente.

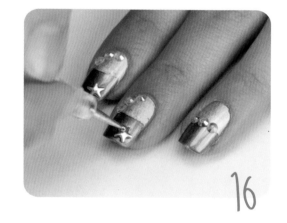

Otra opción Podemos realizar este diseño cambiando el gris efecto espejo por un celeste, de manera que quede difuminado con el azulón.

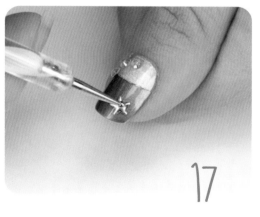

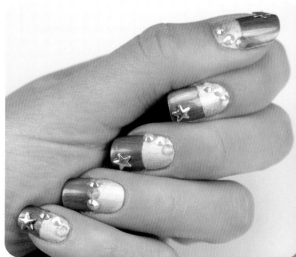

Video: www.nuinui.ch/video/nail-art-deluxe/p84

Francesa invertida

Audaces e imprevisibles: uñas para quien no tiene miedo de atreverse

Una manicura insólita y agresiva,
perfecta para una velada especial

Tiempo de proceso: 15 minutos

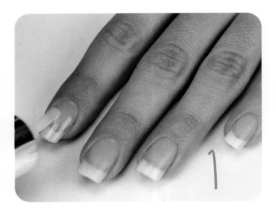

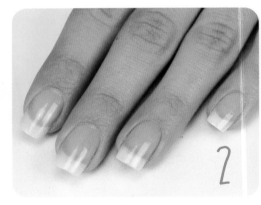

Se necesita

- esmalte base
- esmalte negro
- pincel de punta para uñas
- adhesivos para manicura

1-2 Aplicar base

Aplicmos la base y esperamos a que se haya secado por completo.

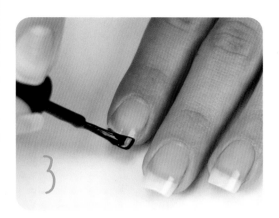

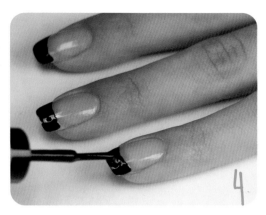

3-4 Manicura francesa

Hacemos una manicura francesa completa con el pincelito de esmalte negro.

◗ *Otra opción* Para hacer este diseño podemos cambiar el esmalte negro por cualquier otro color a tu libre elección. Naturalmente, el resultado final tendrá más efecto cuanto mayor sea el contraste entre las uñas y el color del esmalte.

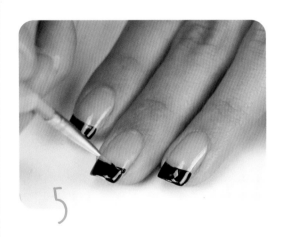

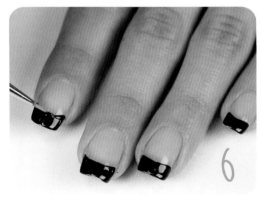

5-6 Dibujar con el pincel

Sumergimos el pincel de punta de cerdas cortas en el esmalte negro y marcamos la llamada «sonrisa» de la manicura francesa.

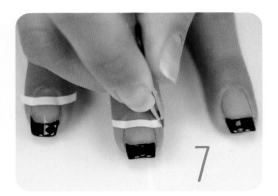

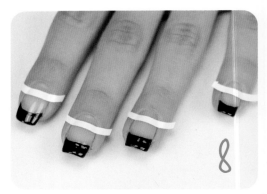

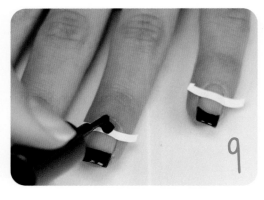

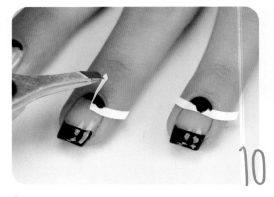

7-8-9-10 Poner el adhesivo de manicura

Aplicamos el adhesivo en la parte más cercana al nacimiento de la uña y rellenamos de negro el espacio de debajo. Al finalizar el proceso, empezamos a quitar las tiritas.

▶ *Un consejo* *En las tiendas venden tiras adhesivas para manicura, que facilitan que este diseño se haga de una forma rápida y sencilla.*

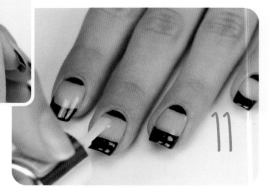

11 Extender el *top coat*

Aplicamos una fina capa de *top coat* para uniformar la superficie de la uña y proteger y dar más luz al diseño.

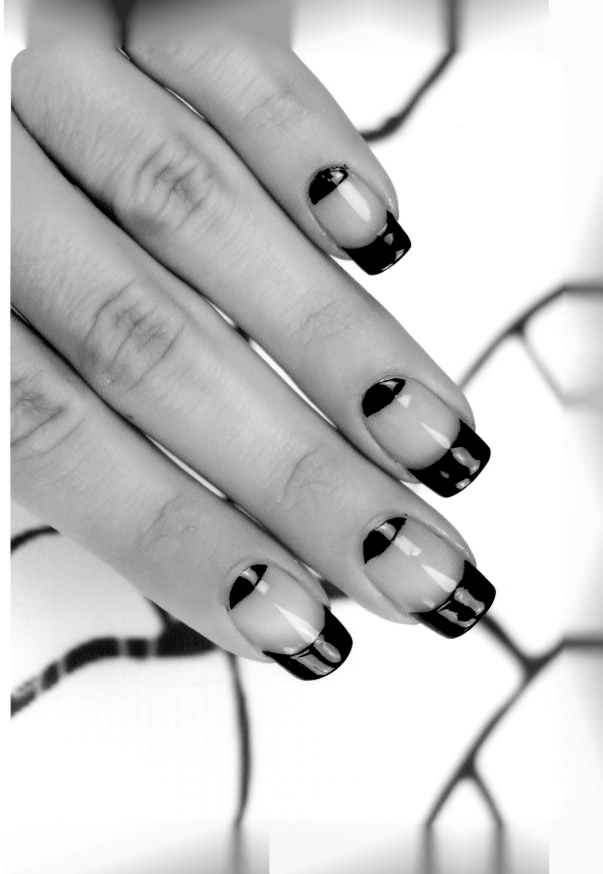

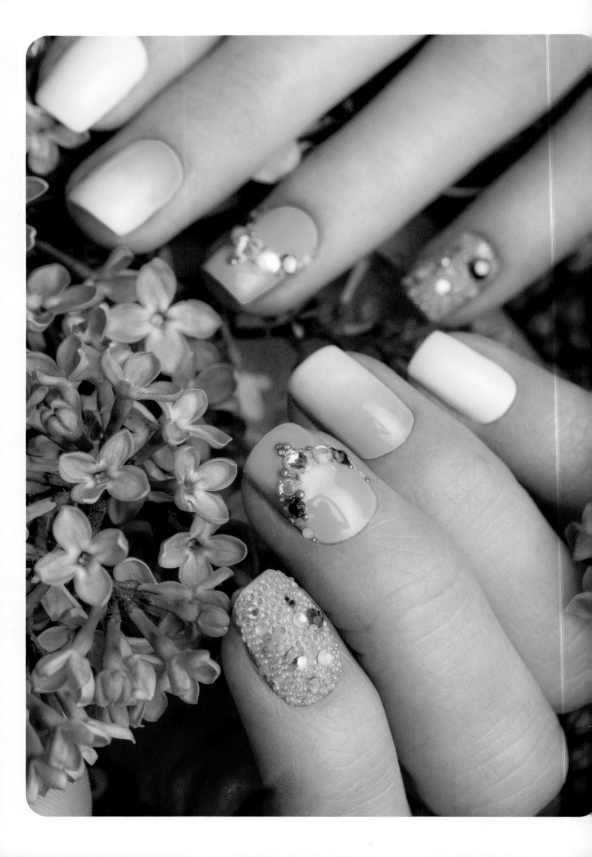

Nail ART

Modern Chic

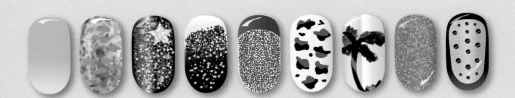

Video: www.nuinui.ch/video/nail-art-deluxe/p90

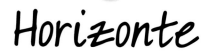

Horizonte

El favorito de las estrellas en la alfombra roja

Esta técnica sirve para dar un degradado al color
y conseguir que se mezclen dos tonos distintos

Tiempo de proceso: algo más de 5 minutos

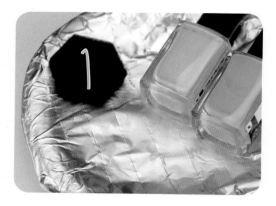

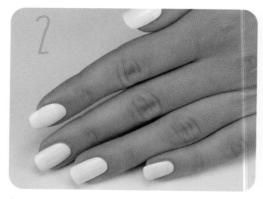

Se necesita

- esmalte base
- ○ ● ● esmalte blanco, verde y celeste
- esponja

1-2 Aplicar el esmalte base y el blanco

Aplicamos la base, extendemos el blanco y
esperamos a que esté seco del todo.

3

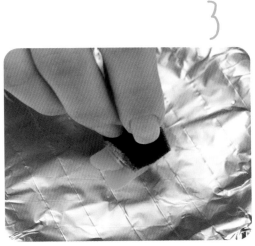

4

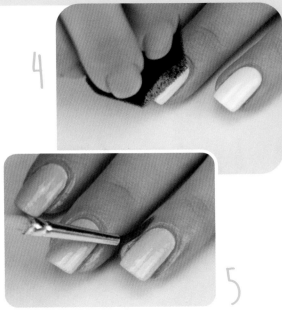

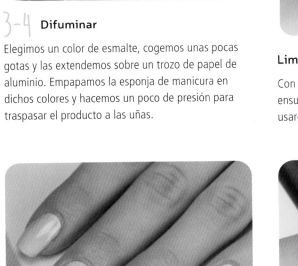

5

3-4 Difuminar

Elegimos un color de esmalte, cogemos unas pocas gotas y las extendemos sobre un trozo de papel de aluminio. Empapamos la esponja de manicura en dichos colores y hacemos un poco de presión para traspasar el producto a las uñas.

Limpiar lo que sobre

Con esta técnica la piel que rodea la uña se ensuciará: para darle más elegancia al diseño, usaremos un pincel o un algodoncito con disolvente.

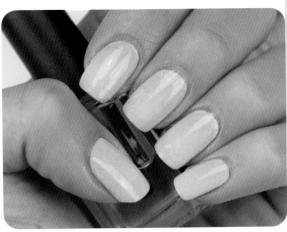

6

Extender el *top coat*

Aplicamos una fina capa de *top coat* para dar uniformidad a la superficie de la uña y cuidar el diseño.

Un consejo El difuminado también se puede hacer con más de dos colores sin necesidad de esponjita de uñas; basta un estropajo para los platos o una esponja de maquillaje: corta un trocito pequeño e irá perfecto.

Video: www.nuinui.ch/video/nail-art-deluxe/p92

Salpicado

Perfecto para uñas... ¡psicodélicas!

Pasemos un buen rato combinando
un montón de colores distintos para dar
la mayor sensación de opacidad posible

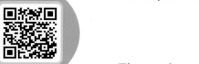

Tiempo de proceso: más allá de 10 minutos

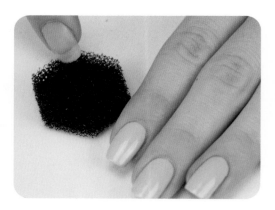

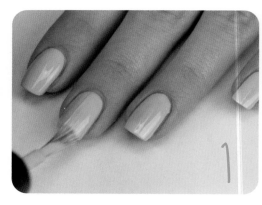

Se necesita

● esmalte base

●●●●●● esmalte celeste, azulón, morado,
rosa, amarillo y naranja suave

● esponja

Aplicar base y color

Aplicamos el esmalte base, extendemos el esmalte
celeste y esperamos a que esté bien seco.

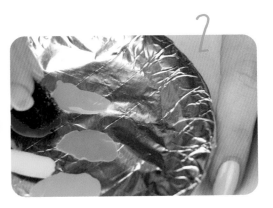

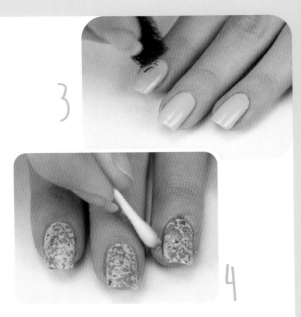

2-3 Decorar con la esponja

Cogemos gotas de esmalte de diferentes colores a nuestro gusto y las extendemos en un trozo de papel de aluminio, después metemos la esponja en un color cualquiera con agujeros grandes y presionamos un poco para que el producto llegue a la uña. Hacemos lo propio con todos los colores.

Limpiar lo que sobre

Con la ayuda de un algodón empapado en disolvente daremos otro repaso a los pequeños restos de esmalte que haya alrededor de la uña.

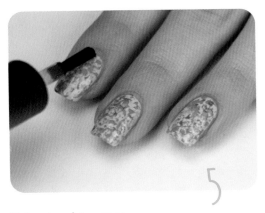

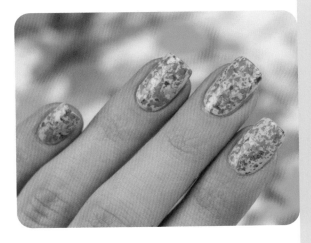

Extender el *top coat*

Aplicamos una fina capa de *top coat* para darle uniformidad a la superficie de la uña y cuidar que se mantenga intacto el diseño.

▶ *Un consejo* Para dar este efecto, en lugar de la esponja también se puede usar papel de cocina o una lámina de papel de aluminio.

▶ *Otra opción* Podemos hacer este diseño cambiando el celeste por un esmalte transparente o blanco.

Video: www.nuinui.ch/video/nail-art-deluxe/p94

Polvo de estrellas

El universo en una uña... estrellas y cometas para sorprendernos y sorprender

¡Una auténtica galaxia, una explosión de color en la punta de los dedos!

Tiempo de proceso: 30 minutos

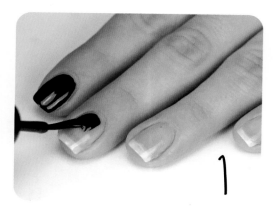

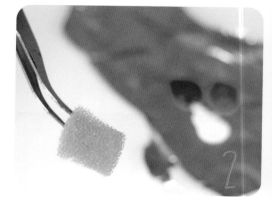

Se necesita

- esmalte base
- ●○●● esmalte negro, blanco, morado claro y morado oscuro
- esponja
- pincel de punta para uñas
- esmalte con *glitter*

1 Aplicar base y color

Aplicamos la base, damos dos capas de esmalte negro y esperamos a que se haya secado bien.

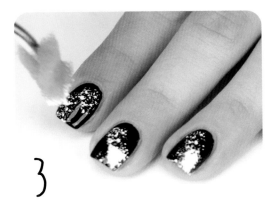

3

    Otra opción Podemos cambiar el color que vayamos a aplicar con la esponja por esmaltes acrílicos a nuestro gusto o por otro esmalte del mismo tipo, pero de diferente color, como rosa, celeste, naranja o rojo.

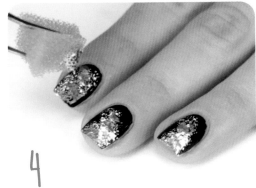

4

    Un apunte La base negra contribuye a que cada uno de los colores resalte como es debido, dando una especial sensación de profundidad y llamando al espejismo de un espacio infinito.

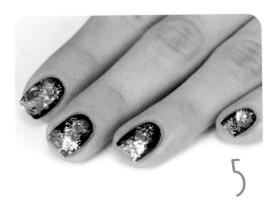

5

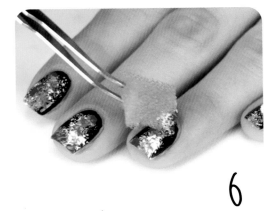

6

2-3-4-5-6 Decorar con la esponja

Cogemos unas pocas gotas de blanco, morado claro y oscuro y las extendemos sobre una lámina de papel de aluminio. Empapamos la esponja en el esmalte blanco y aplicamos el producto dando unos toques suaves y después repetimos la operación con dos tonos de violeta de manera que se cree un efecto parecido al que se ve en las imágenes.

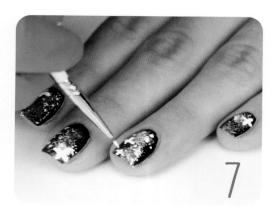 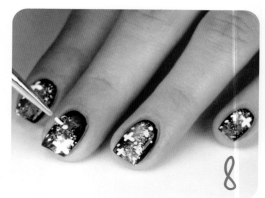

7-8 Decorar con pincel

Mojamos con el blanco el pincel de punta y dibujamos las estrellitas.

Aplicar el esmalte con *glitter*

Con el pincel del esmalte de purpurina añadimos un poco de *glitter* y esperamos a que se seque.

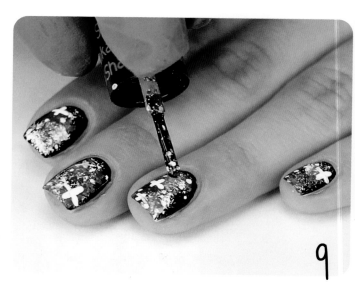

Un consejo *Si nos gusta mucho el glitter o los esmaltes con glitter que revitalicen algo los diseños más clásicos y minimalistas, ya sea por originales o por vivos, hay que recordar que se deben usar siempre sobre una base u otro esmalte: esto ayudará a quitarlos después, aunque en ningún caso resultará tarea fácil.*

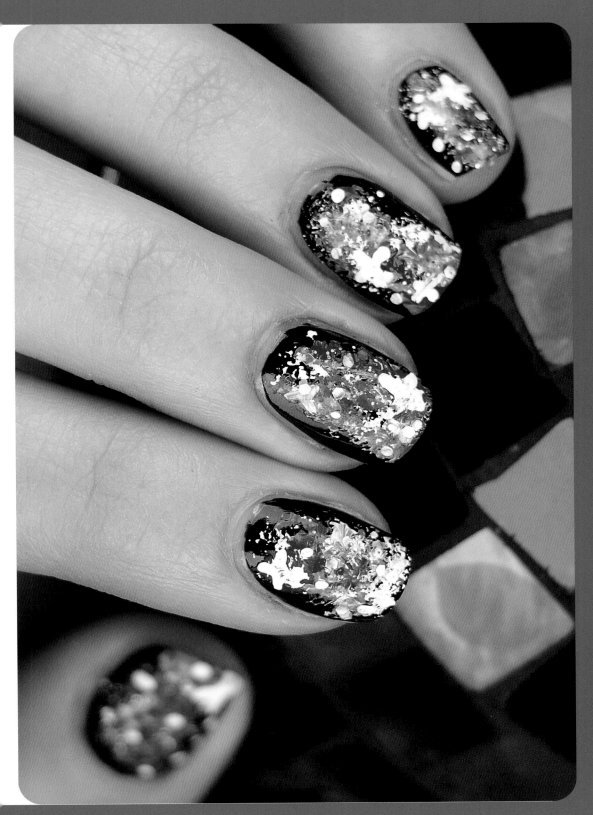

Video: www.nuinui.ch/video/nail-art-deluxe/p98

Black Snow

Dos colores que contrastan por completo, como un paisaje nevado bajo el cielo invernal

Una técnica sencilla y muy efectiva, a menudo usada también para difuminar colores de manera más gradual

Tiempo de proceso: 10 minutos

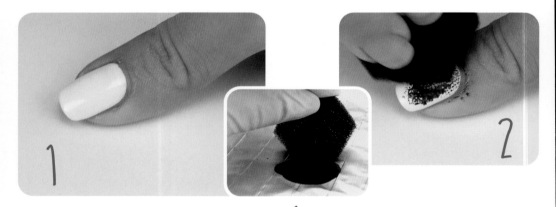

1

2

Se necesita

● esmalte base

○ ● ● esmalte blanco, azulón y con *glitter*

● esponja

1 Aplicar base y color

Aplicamos el esmalte para la base, damos dos capas de esmalte blanco y esperamos a que se seque.

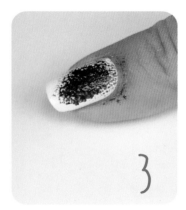
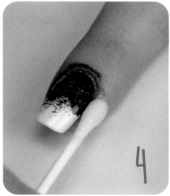
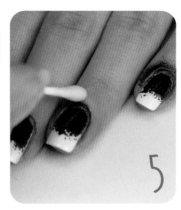

2-3-4 Decorar con la esponja

Cogemos unas gotas de esmalte blanco y las extendemos sobre una lámina de papel de aluminio. Empapamos la esponja en el color y aplicamos el producto solo sobre la mitad de la uña, dando unos toquecitos suaves.

Limpiar las manchas

Empapamos un poco de algodón en una cantidad abundante de disolvente para uñas y limpiamos las eventuales manchas.

Otra opción Podemos realizar este diseño cambiando el esmalte azulón por un color más claro como el rosa o el rojo.

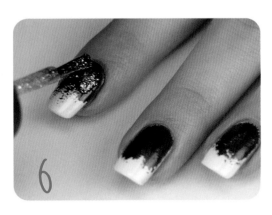

Aplicar el esmalte con *glitter*

Con ayuda del pincelito del esmalte con *glitter*, cogemos un poco y lo aplicamos solo sobre la parte más cercana al nacimiento de la uña.

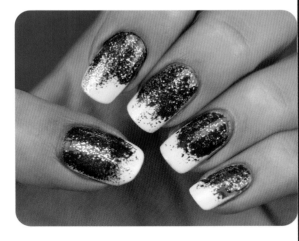

Un consejo Para un difuminado más gradual, después de haber aplicado un poco de esmalte con glitter solo a la parte más próxima al nacimiento de la uña, lavamos bien el pincel y echamos un poco del producto en la punta. Conseguiremos así un efecto más intenso en la parte más cercana al nacimiento de la uña.

Bubble French

Todo el esplendor del cielo despejado de una maravillosa noche de otoño

Perlitas y estrellas para decorar, como retrato de un pequeño firmamento en las uñas

Tiempo de elaboración: 20 minutos

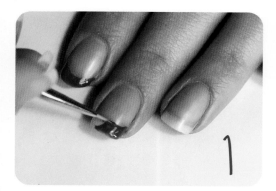

1

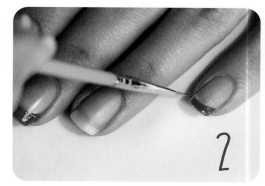

2

Se necesita

- esmalte base
- esmalte azulón
- burbujas (bolitas de color)
- puntero
- pincelito de punta para uñas
- pedrería de color

1-2 Aplicar base y color

Aplicamos el esmalte base, hacemos una manicura francesa con el azulón en todas las uñas, excepto la del anular, usando el pincel de punta, que proporcionará una mayor precisión a la hora de poner en práctica el diseño.

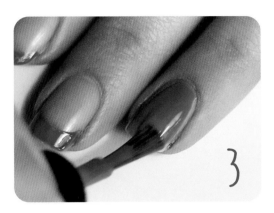

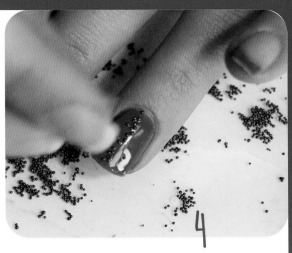

Aplicar color

Para decorar el anular, después de haber aplicado la base, damos dos capas de esmalte azulón.

Otra opción *Podemos usar esmaltes de otros colores, para el otoño o para cualquier otra estación, eligiendo una pedrería u otra en función de la atmósfera que queramos crear.*

Aplicar las burbujas

Cogemos las burbujas y las vertemos sobre el esmalte fresco que cubre la uña del anular; para lograr que se pegue, presionamos un poco con los dedos y retiramos las bolitas que sobren. Seguimos con este proceso dejando la mano en un bol, de manera que las bolitas caigan dentro.

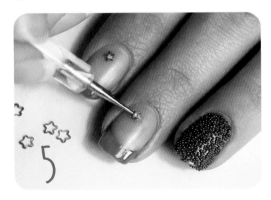

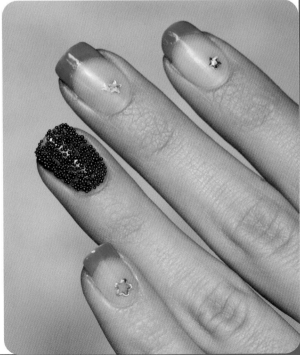

Aplicar pedrería de color

Para aplicar la pedrería, nos ayudaremos del puntero, la colocamos en la uña y la fijamos con una gotita de esmalte transparente.

Vídeo: www.nuinui.ch/video/nail-art-deluxe/p102

Sugar Leopard

Toda la audacia del moteado y la dulzura del azúcar

El efecto *soft* del llamado esmalte *sugar* es perfecto para usar en decoraciones desenfadadas y llenas de color

Tiempo de proceso: 10-15 minutos

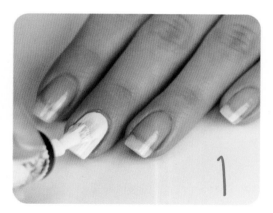

1

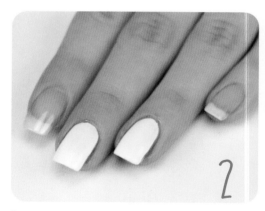

2

Se necesita

- esmalte base
- esmalte *sugar* o efecto «azúcar»
- ○ ● ● esmalte blanco, azul o negro
- puntero

1-2 Aplicar base y color

Aplicamos el esmalte base y damos dos capas de blanco sobre los dedos corazón y anular. Esperamos a que se seque del todo.

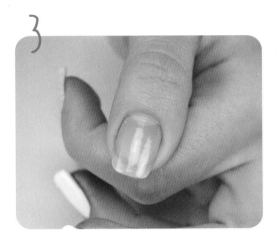

Pintar el pulgar, el índice y el meñique

Cubrimos la uña del pulgar, como la del índice y la del meñique, de esmalte *sugar*, extendiéndolo sobre el esmalte transparente para la base.

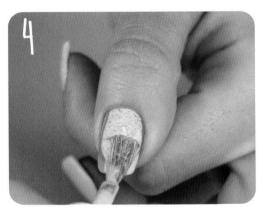

Aplicar esmalte *sugar* o efecto «azúcar»

Damos una o dos capas de esmalte *sugar* y esperamos a que se seque por completo.

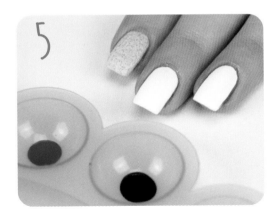

▶ *Un apunte* *El esmalte* sugar *deja en las uñas perlas muy pequeñitas que generan un «efecto caramelo». Este tipo de esmalte dura mucho, es práctico y fácil de extender.*

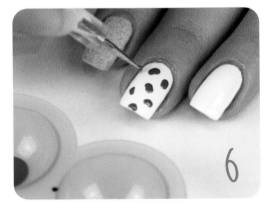

Decorar con el puntero

Empapamos el puntero en el esmalte celeste y hacemos puntitos medianos, distribuyéndolos de manera casual.

Otra opción *Habitualmente se venden muchos tipos de esmalte* sugar: *podemos elegir el color que mejor nos vaya.*

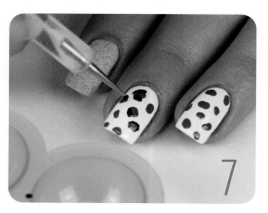

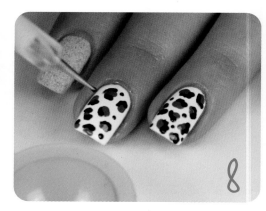

Matizar con el puntero

Empapamos el puntero en el esmalte negro y trazamos líneas suaves para hacer el contorno del dibujo realizado anteriormente.

Decorar con puntero

Empapamos el puntero de negro y hacemos puntitos más pequeños en los huecos en blanco que queden.

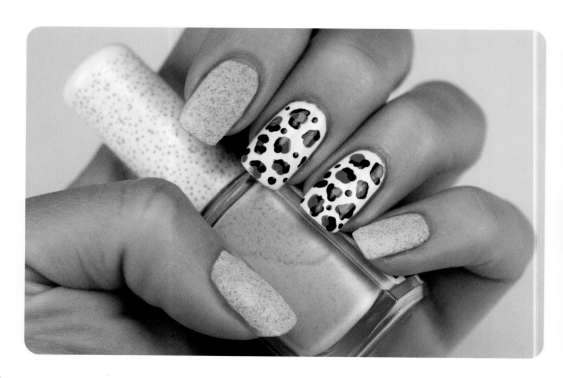

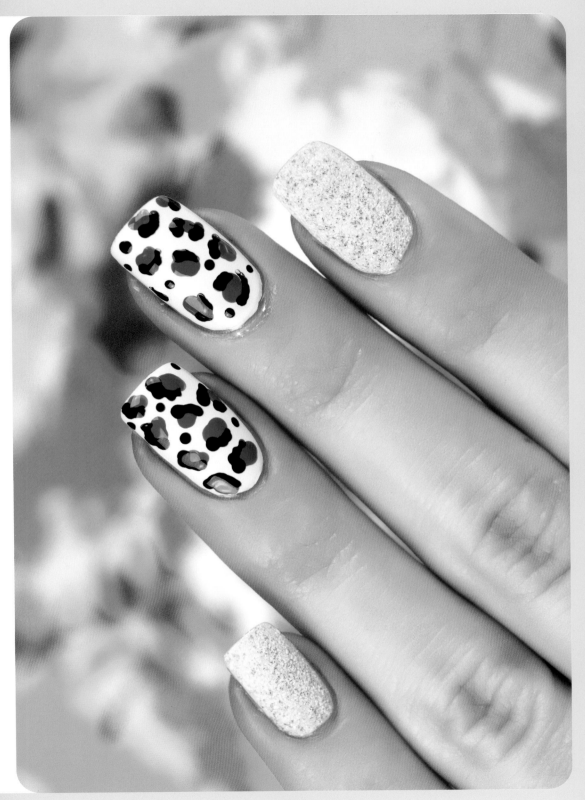

Video: www.nuinui.ch/video/nail-art-deluxe/p106

Atardecer

Como tener entre manos una foto de las vacaciones...

Un diseño lleno de vitalidad y color, para lucir sin complejos
en el mar o de vuelta a la ciudad

Tiempo de proceso: 15-30 minutos

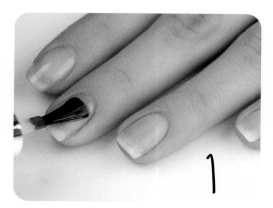

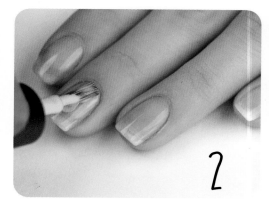

Se necesita

- esmalte base
- esmalte *sugar* coral
- ● esmalte amarillo y negro (o gris)
- pincel de punta

1-2 Aplicar base y color

Aplicamos el esmalte base y damos un par de capas
de esmalte amarillo sobre las uñas del corazón y del
anular. Esperamos a que se seque bien.

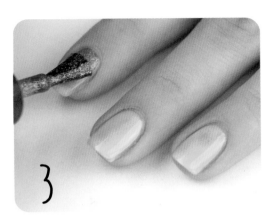

3

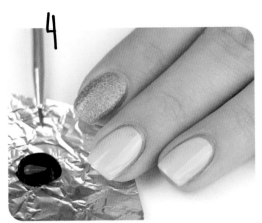

4

3 Aplicar el esmalte *sugar*

Para las uñas del índice y del meñique usaremos el esmalte *sugar* y esperaremos a que esté seco del todo.

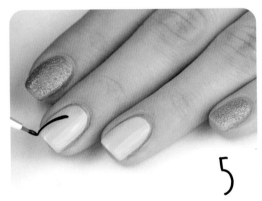

5

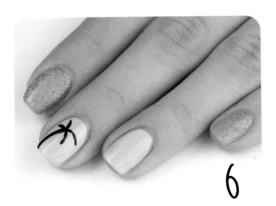

6

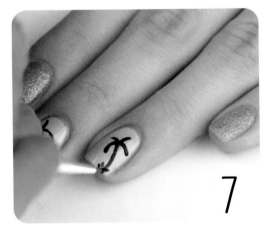

7

4-10 Decorar con el pincel

Mojamos el pincel de punta en el esmalte negro (o gris) y hacemos pequeñas líneas para reproducir las ramas de las palmeras como se puede ver en las imágenes.

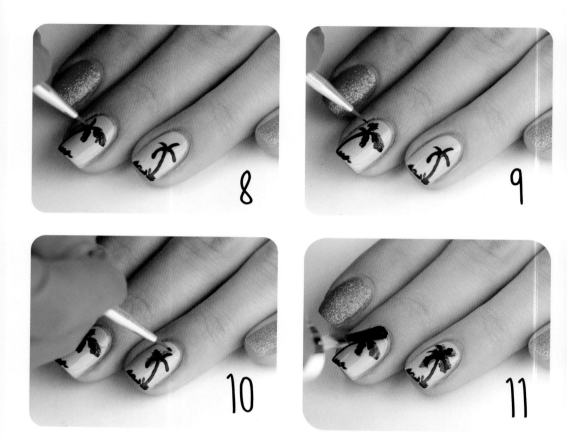

11-12 Extender el *top coat*

Damos una leve capa de *top coat* para que la superficie de la uña gane uniformidad y se proteja bien el diseño.

Otra opción Para lograr un efecto más elaborado, para difuminar el esmalte amarillo podemos usar otro de un tono más anaranjado.

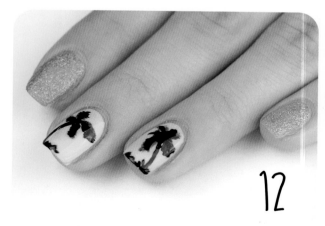

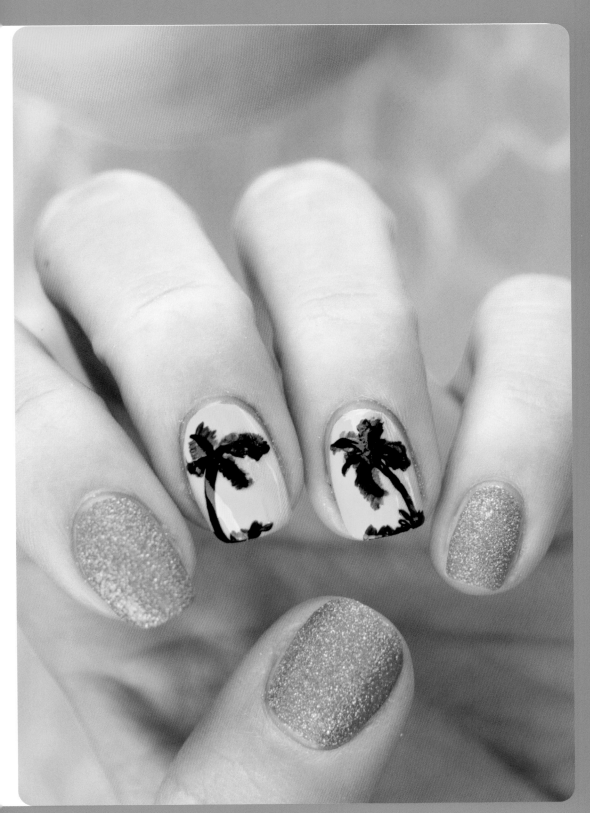

Video: www.nuinui.ch/video/nail-art-deluxe/p110

Velvet

Efecto terciopelo...
¿o más bien felpa?

Un diseño lleno de color, llamativo pero fácil
de hacer con esta sencillísima técnica

Tiempo de proceso: 15-30 minutos

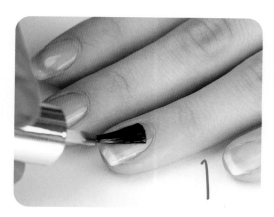

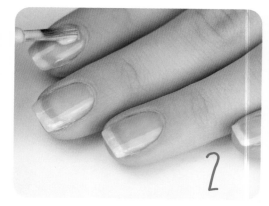

Se necesita

- ● esmalte base
- ● ● ● ● ● esmalte amarillo, verde, fucsia, celeste y violeta
- ● polvos *velvet* en los mismos tonos
- ● pincel de punta para uñas

1-2-3-4-5 **Aplicar base y color**

Aplicamos el esmalte base, damos dos capas de amarillo sobre el índice, verde para el corazón, fucsia para el anular, celeste para el meñique y morado para el pulgar. Esperamos que esté bien seco.

110

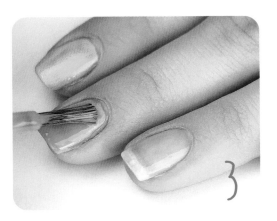

3

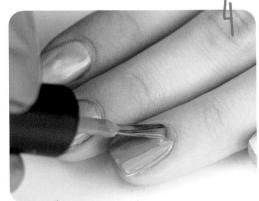

4

Un consejo Los polvos velvet que se usan en este diseño se pueden encontrar en muchísimos colores. Si queremos, podemos mezclar distintos tonos en una misma uña para un mayor efecto psicodélico.

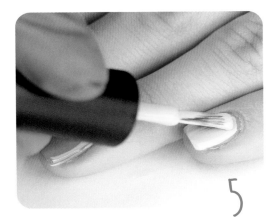

5

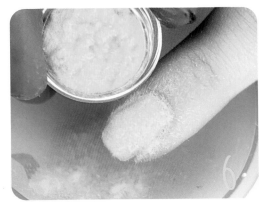

6

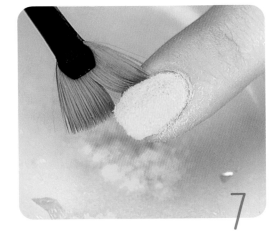

7

6-7 **Decorar el índice**

Echamos en la uña del índice unos pocos polvos amarillos, haciendo un poco de presión con el dedo para que queden bien fijados. Limpiamos después lo que sobre con la ayuda de un pincel.

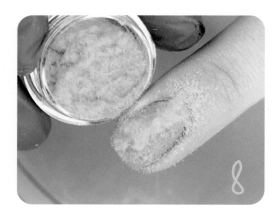

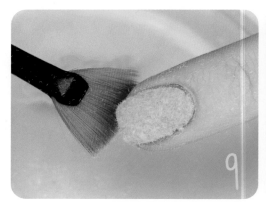

8-9 Decorar el dedo corazón

Echamos un poco de verde en el corazón y presionamos un poco para fijarlo.

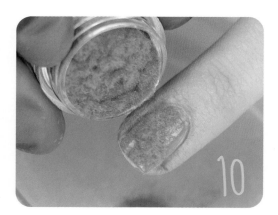

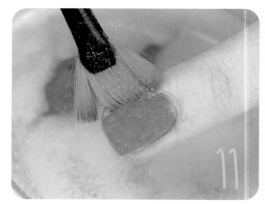

10-11 Pintar el anular

Echamos en la uña del anular un poco de polvo fucsia y presionamos algo con el dedo para que se quede fijo. Limpiamos el polvo que sobre usando un pincel de abanico.

Otra opción Para lograr un efecto más homogéneo, podemos hacer toda la manicura usando un solo color.

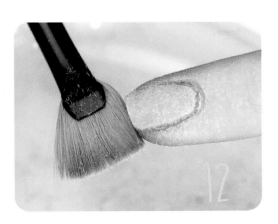

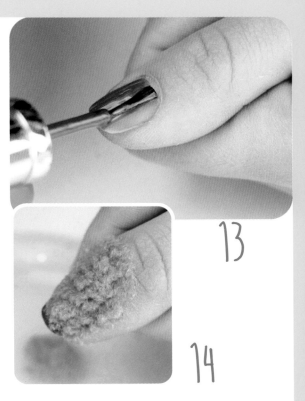

Pintar el meñique

Aplicamos los polvos de color celeste sobre el
meñique, presionando un poco para que se fije.
Retiramos el polvo que sobre usando un pincel de
abanico.

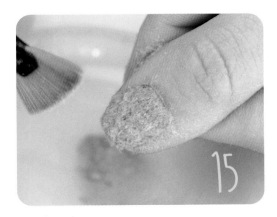

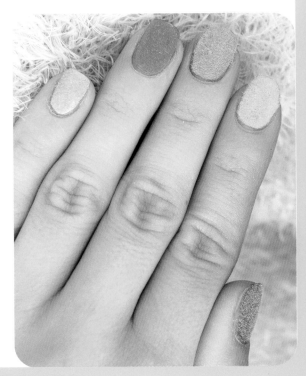

13-14-15 **Pintar el pulgar**

En la uña del pulgar aplicamos un poco de polvo
morado, presionando un poco con el dedo para que
quede bien fijo. Limpiamos el polvo que sobre con un
pincel de abanico.

Video: www.nuinui.ch/video/nail-art-deluxe/p114

Lunares 15 denier

Uñas revestidas como medias de una consistencia imperceptible

**Un leve velo negro a lunares...
¡animado con un toque fluorescente!**

Tiempo de proceso: unos 30 minutos

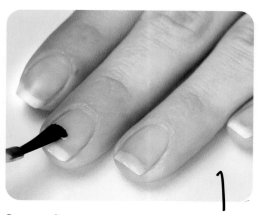

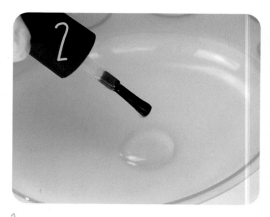

Se necesita

- ● esmalte base
- ● esmalte transparente
- ● ● esmalte negro y verde manzana
- • puntero
- • pincel de punta para uñas
- • polvo *velvet* verde manzana

1 Aplicar base

Aplicamos el esmalte base y esperamos a que esté completamente seco.

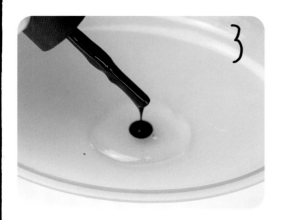

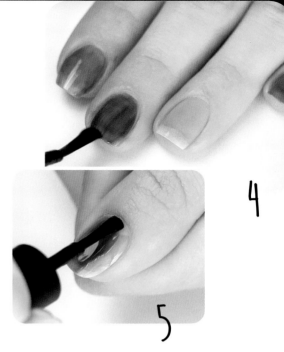

2-3-4-5 Aplicar esmalte de color

Mezclamos el esmalte transparente con una gota de negro y lo aplicamos a las uñas. Esperamos a que se haya secado por completo.

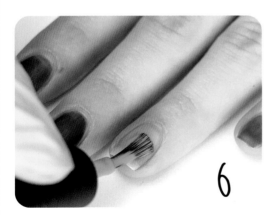

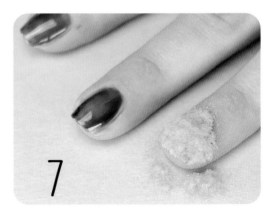

6-7-8 Aplicar el esmalte de color y el *velvet*

Usamos el esmalte verde manzana para pintar la uña del anular y echamos un poco de *velvet*. Hacemos una poca presión con el dedo para fijar el polvo y limpiamos lo que sobra con un pincel de abanico.

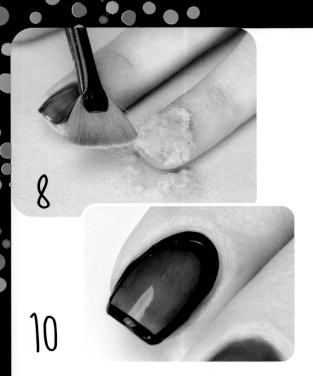

8

10

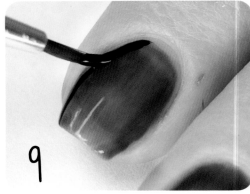

9

9-10-11 Pintar con el pincel

Mojamos el pincel de punta en el esmalte negro y marcamos el contorno de las uñas haciendo un borde continuo como en las imágenes.

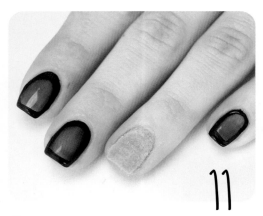

11

Otra opción *Para un efecto completamente distinto y mucho más rico, podemos añadir al efecto velvet de la uña algunas tachuelas en lugar del esmalte negro.*

Un consejo *Podemos reproducir estas mismas transparencias con un esmalte de cualquier color, mezclando el transparente con el color elegido.*

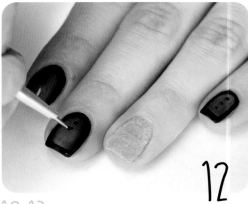

12

12-13 Decorar con el puntero

Mojamos el puntero en esmalte negro y hacemos sobre las uñas puntitos muy pequeños.

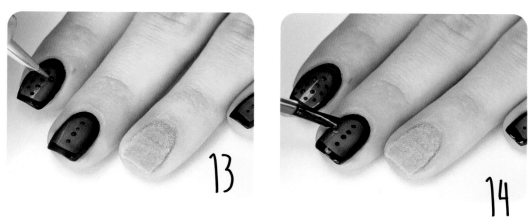

Extender el *top coat*

Aplicamos una ligera capa de *top coat* para dar más uniformidad a la superficie de las uñas y que se conserve mejor el diseño.

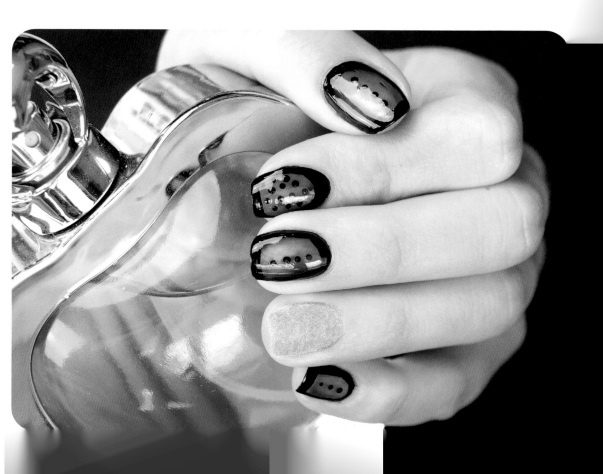

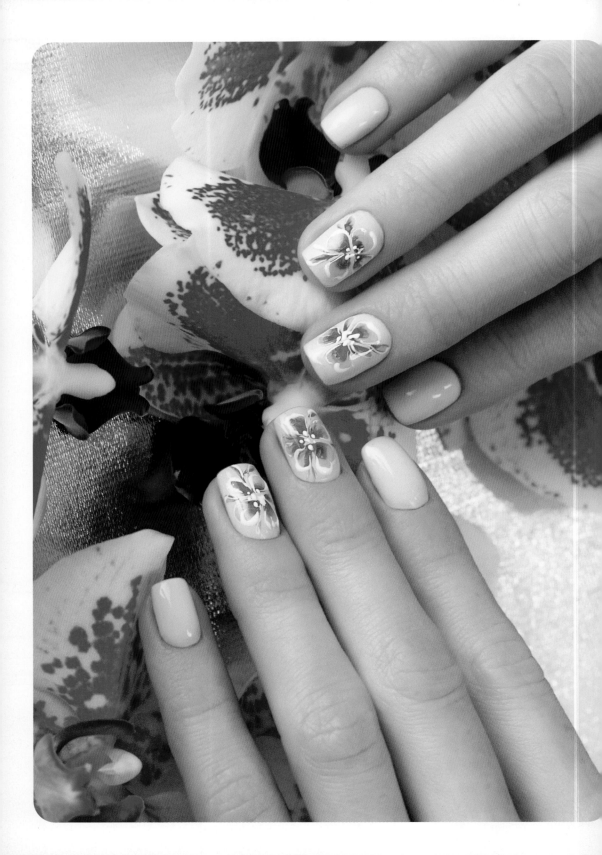

Nail ART

Urban Style

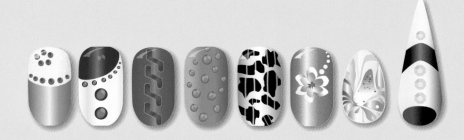

Video: www.nuinui.ch/video/nail-art-deluxe/p120

Bordado de encaje

Un encajito con adornos para las uñas

Viste tus uñas con un velo blanco, jugando con las transparencias

Tiempo de proceso: más de 30 minutos

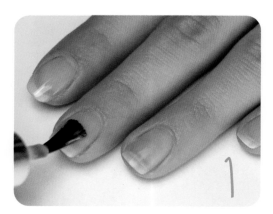

1

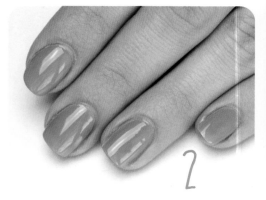

2

Se necesita

- esmalte base
- ● ○ acrílicos en azul celeste y blanco
- polvo acrílico transparente
- puntero
- pincel de punta para uñas
- tachuelas fluorescentes

1-2 Aplicar base y color

Aplicamos el esmalte base, damos dos capas de azul celeste y esperamos a que esté bien seco.

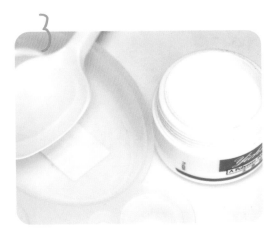

3

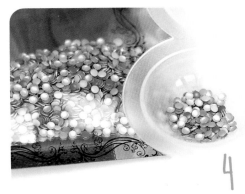

4

3-4 El material necesario

Tendremos preparado el polvo acrílico y las tachuelas. El polvo acrílico se puede encontrar en muchísimos colores, aunque el blanco y el transparente suelen ser los más usados.

Otra opción *En lugar de tachuelas opacas, también podemos usar pedrería de colores, que le darán al diseño una mayor luminosidad.*

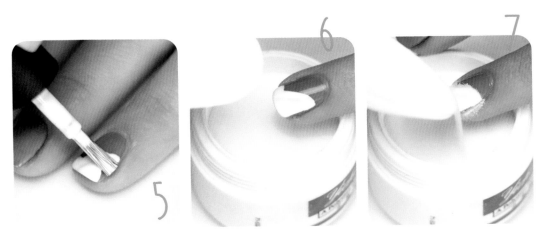

5

6

7

5-6-7 Aplicar el esmalte color y el polvo acrílico

Extendemos el esmalte blanco sobre la uña del anular como se ve en la imagen y después echamos por encima polvos acrílicos transparentes.

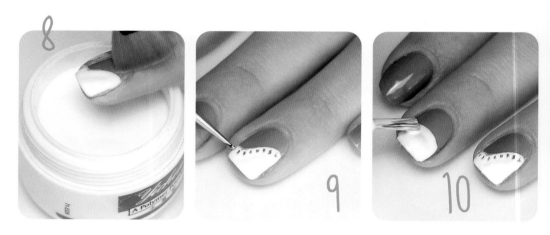

8 Apartar el polvo que sobra

Apartamos el polvo acrílico que sobre con un pincel de abanico.

Otra opción *Si lo preferimos, podemos usar esmaltes acrílicos de tonos diferentes, como por ejemplo un rosa o un naranja suave.*

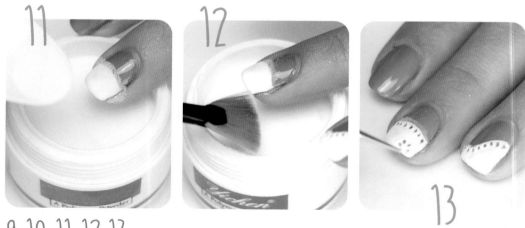

9-10-11-12-13 Decorar con puntero

Mientras el esmalte blanco recubierto de polvo acrílico todavía esté fresco, hacemos pequeños adornitos ayudándonos con el puntero para reproducir el trazo típico del encaje. Para llevar a cabo esta operación, se necesita que el esmalte se haya endurecido del todo, así que trabajaremos primero con el anular y después con el corazón, volviendo a empezar a extender el blanco y echando a continuación polvo acrílico para después decorar con el puntero.

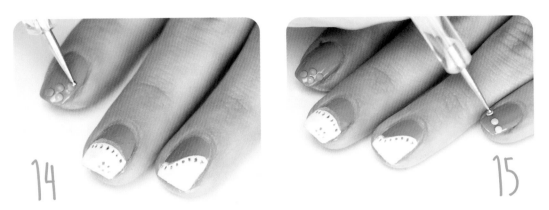

14

15

14-15 Aplicar las tachuelas

Para aplicar las tachuelas fluorescentes, nos ayudaremos del puntero, colocándolas sobre las uñas del índice y del meñique como se ve en las imágenes y fijándolas con una gotita de esmalte transparente como pegamento.

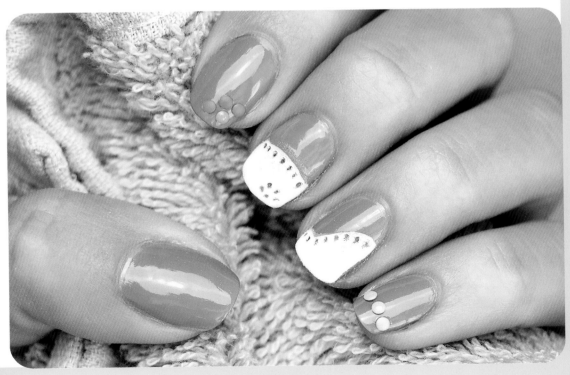

Video: www.nuinui.ch/video/nail-art-deluxe/p124

Touch nail art

Efecto de relieve y un motivo damasco para unas uñas VIP

Usamos el polvo acrílico de color y el monómero para hacer elegantes adornos en 3D

Tiempo de proceso: más de 30 minutos

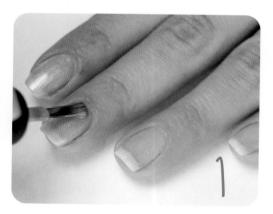

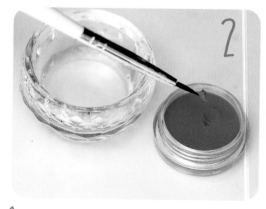

Se necesita

- esmalte base
- esmalte rosa perla y polvos acrílicos en azulón
- monómero
- puntero
- pincel de punta para uñas

1 Aplicar base y color

Aplicamos el esmalte base, damos después dos capas de rosa perla y esperamos a que esté bien seco.

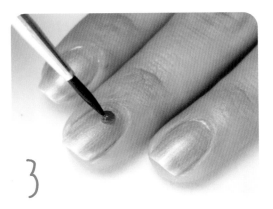

3

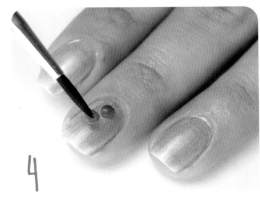

4

2-3-4 Decorar con el pincel

Mojamos el pincel en el monómero y, después de haber quitado el líquido sobrante, cogemos algo de polvo acrílico. Con la punta del pincel hacemos dos bolitas sobre la uña del dedo corazón, redondeando bien los bordes.

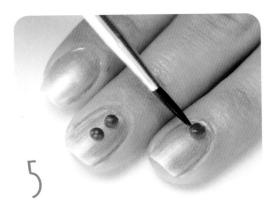

5

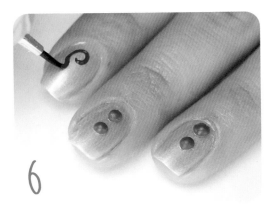

6

Decorar con el pincel

Repetimos la operación sobre la uña del anular, haciendo también dos bolitas con la punta del pincel.

> **Un apunte** *El efecto 3D es muy particular, llama mucho la atención y se puede hacer tanto con polvos acrílicos como con gel.*

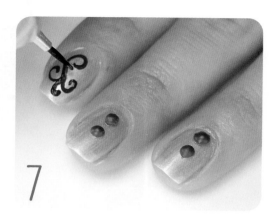

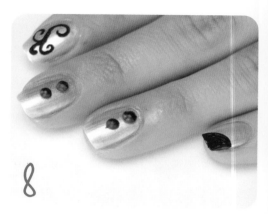

7-8 Dibujar con el pincel

Sumergimos el pincel para uñas en el esmalte azulón que haya resultado de la mezcla de los polvos acrílicos con el monómero y trazamos sobre la uña del índice motivos curvos para recrear un estilo damasco. Con el mismo esmalte de color, dibujamos sobre la uña del meñique un biselito como el de la imagen.

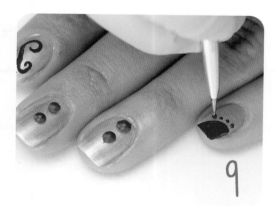

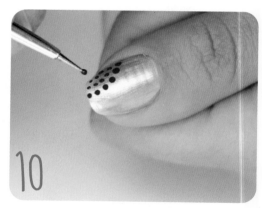

9-10 Decorar con el puntero

Sumergimos el puntero en el esmalte azulón y hacemos pequeños puntos alrededor del bisel que hemos hecho antes en el meñique, después seguimos con una decoración a base de bolitas sobre la uña del pulgar.

Otra opción Podemos variar de color de base sustituyendo el rosa perla por un esmalte blanco o verde.

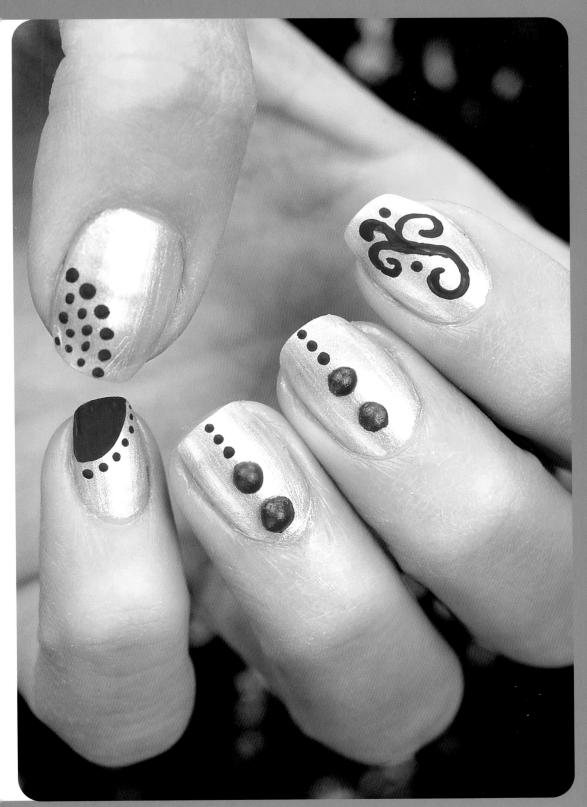

Jersey

Un diseño tan acogedor como un jersey de invierno

Un diseño para combinar tantos colores como se quiera, perfecto para cualquier época

Tiempo de proceso: 15-30 minutos

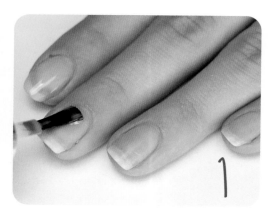

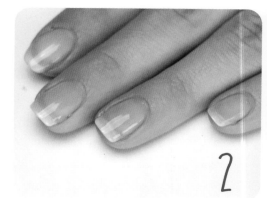

Se necesita

- esmalte base
- esmalte acrílico violeta claro y violeta oscuro
- polvo acrílico transparente
- pincel de punta para uñas

1-2-3-4 **Aplicar base y color**

Aplicamos el esmalte base, después damos dos capas de violeta claro y esperamos a que esté bien seco.

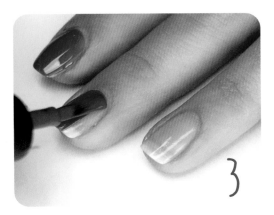

3

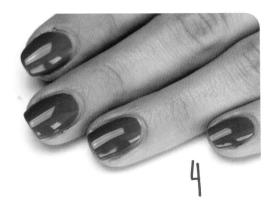

4

Otra opción El tono sobre tono es perfecto para esta técnica, pero si queremos podemos probar a sustituir el esmalte violeta claro por algún otro de un color más vivo, como un amarillo o un naranja.

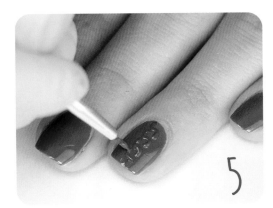

5

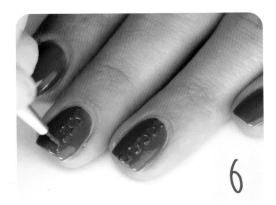

6

Un apunte Podemos aplicar esta técnica para usar motivos con cualquier forma y color.

5-6 Decorar con un pincel

Sumergimos el pincel de punta para uñas en el acrílico violeta oscuro y hacemos pequeñas líneas onduladas para recrear el entramado del jersey.

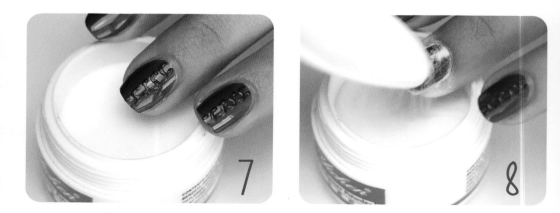

7-8-9 Aplicar los polvos acrílicos, retirando después lo que sobre

Echamos el polvo acrílico transparente sobre las uñas y limpiamos lo que sobre con un pincel de abanico.

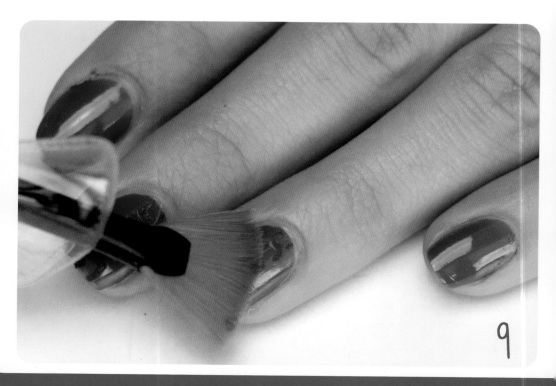

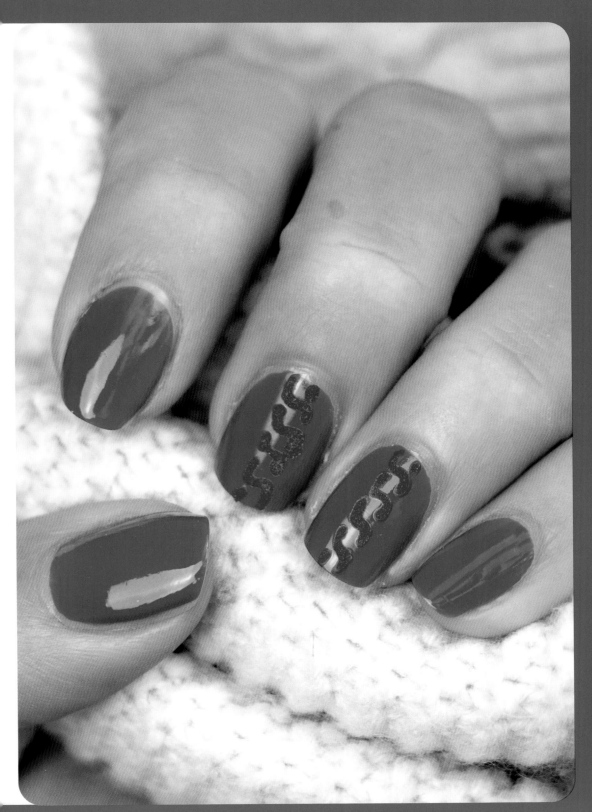

Video: www.nuinui.ch/video/nail-art-deluxe/p132

Gotas de rocío

Como pulverizar agua sobre las uñas, para un efecto absolutamente único

Esmaltes opacos y transparentes en combinación, para evocar el rocío de la mañana sobre los pétalos de malva

Tiempo de proceso: 5-15 minutos

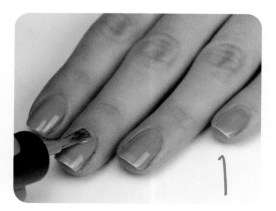

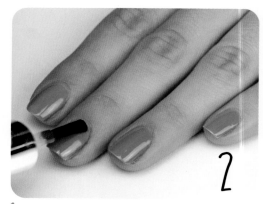

Se necesita

- esmalte base
- esmalte malva
- puntero
- *top coat* opaco *(finish matt)*
- *top coat* transparente

1 Aplicar base y color

Aplicamos el esmalte base, después damos dos capas de esmalte malva y esperamos a que esté bien seco.

3

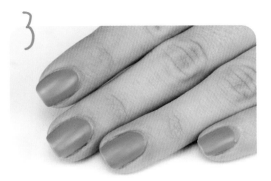

2-3 Extender el *top coat* opaco

Aplicamos una leve capa de *top coat* opaco para dar uniformidad a la superficie de la uña y fijar el diseño.

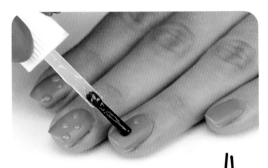

4

4 Aplicar el *top coat* transparente

Hacemos la base para las gotas distribuyendo con el pincel del *top coat* transparente puntitos sin un orden específico.

> **Otra opción** Haciendo este diseño con celeste y azulón… ¡el efecto «mar» está más que asegurado!

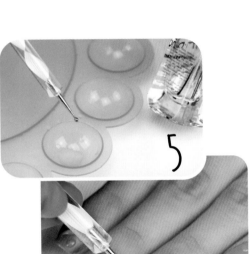

5

6

5-6 Decorar con el puntero

Sumergimos el puntero en las gotas de *top coat* transparente y perfeccionamos el efecto «rocío».

> **Un apunte** Para conseguir gotas en relieve que nos proporcionen un efecto parecido al de la imagen, usaremos un top coat *transparente denso, no muy líquido.*

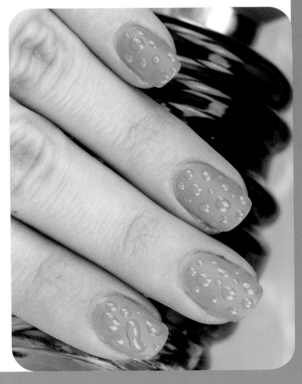

Video: www.nuinui.ch/video/nail-art-deluxe/p134

Patch

Un montón de colores y fantasías distintas, para un diseño superpráctico

¿Tenemos poco tiempo para hacernos las uñas?
¡Con esta técnica se acabaron las excusas!

Tiempo de proceso: 5-15 minutos

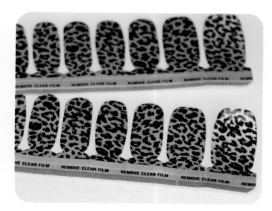

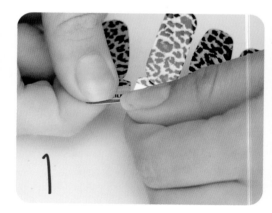

Se necesita
- Patch específico para uñas

Un apunte En tiendas podeos encontrar patch de todos los colores y formas, de un solo color o con motivos más caprichosos.

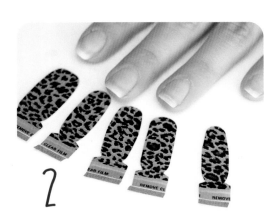

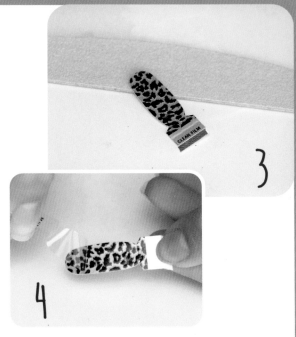

Otra opción *Divirtámonos combinando fragmentos de patch con diferentes fantasías, para personalizar al máximo nuestras uñas.*

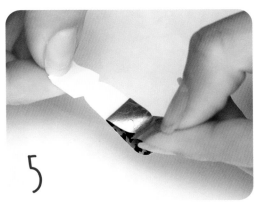

1-2-3-4-5-6 **Preparar y aplicar el *patch***

Abrimos el envase, separamos las piezas de *patch* y elegimos cuál de ellas se adapta mejor a las dimensiones de cada uña. Quitamos la capa superficial de película transparente, retiramos el papelito de arriba y lo aplicamos sobre las uñas, empezando por el índice. Extendemos cada pieza con los dedos y hacemos presión para conseguir que se pegue bien a la superficie.

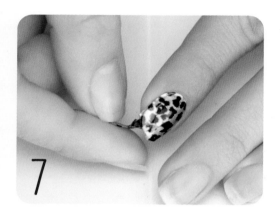

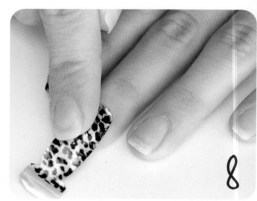

7-8 Retirar las partes sobrantes

Retiramos el *patch* que sobre en el contorno de la uña, replegando con los dedos la parte adhesiva que va hacia afuera. Repetimos el procedimiento con el resto de uñas.

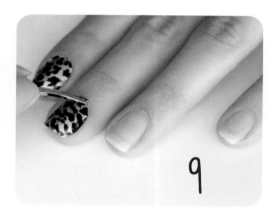

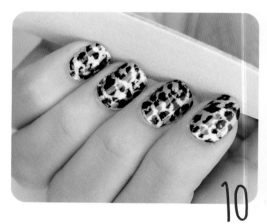

9-10 Acabado y limado

Con la ayuda de un palito para cutículas, un puntero o unas pinzas, eliminaremos también las pequeñas partes que sobren y limaremos las puntas para corregir cualquier pequeño defecto.

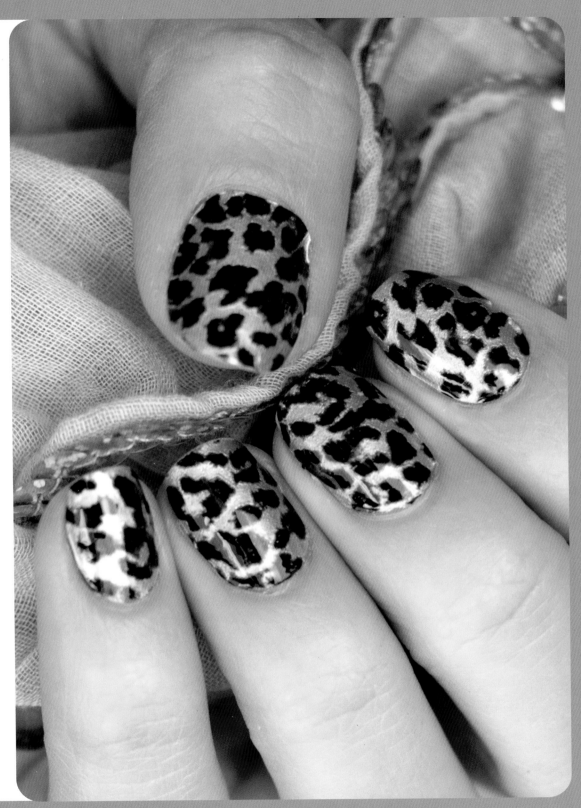

Video: www.nuinui.ch/video/nail-art-deluxe/p138

Flores en 3D

¡Efecto touch, para alucinar con el tacto!

Usaremos el polvo acrílico para dar tridimensionalidad al diseño y hacer las florecitas de relieve

Tiempo de proceso: más de 30 minutos

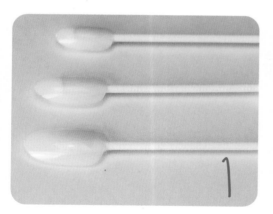

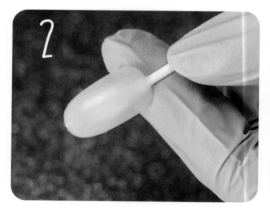

Se necesita

- ● esmalte base
- ○ ● ● esmalte blanco, gris perla y rosa oscuro
- • uñas postizas
- • polvo acrílico blanco y rosa oscuro
- • monómero
- • pincel de punta para uñas

🪶 **Un apunte** Los acrílicos funcionan solo con el monómero, así que no usaremos líquidos de otro tipo con estos polvos.

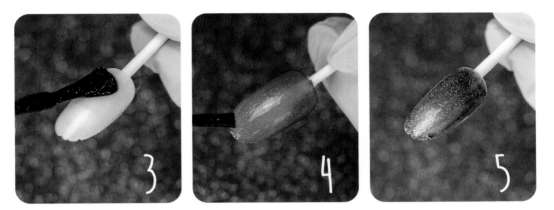

1-2-3-4-5 Aplicar base y color sobre las uñas postizas

Sobre las uñas postizas aplicamos la base y damos dos capas de rosa oscuro al índice y al meñique y dos de gris perla al resto de dedos. Esperamos hasta que esté bien seco.

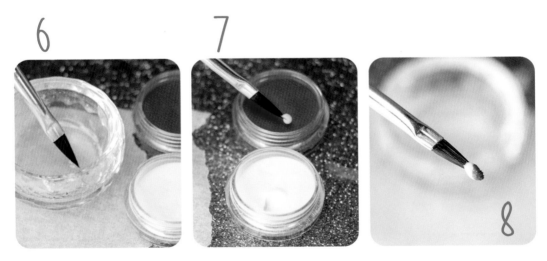

6-7-8 Preparar el color y el acrílico

Sumergimos el pincel en el monómero y, una vez retirado el líquido sobrante, cogemos el polvo acrílico blanco y el rosa oscuro.

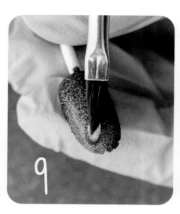
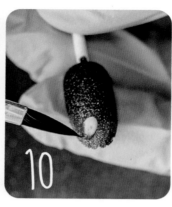
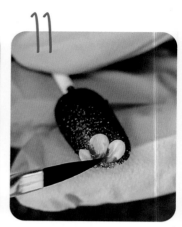

🌀 **Un consejo** Hay que recordar que, como punto de partida para hacer casi cualquier forma con el polvo acrílico, tendremos que trabajar con las bolitas.

🌀 **Otra opción** Para hacer más palpable el efecto del 3D podemos aplicar sobre las uñas el esmalte de glitter en el lugar de la base.

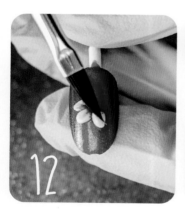
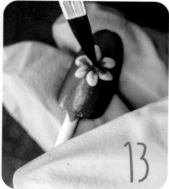
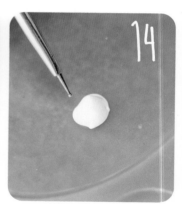

9-10-11-12-13 Decorar con el pincel

Una vez formadas sobre la uña las bolitas de acrílico, las trabajamos con el pincel hasta dar forma a los pétalos.

 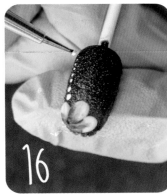 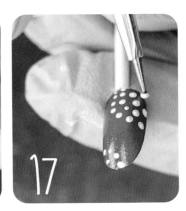

14-15-16-17 **Decorar con el puntero**

Sumergimos el puntero en esmalte blanco y hacemos puntos de pequeñas dimensiones sobre varias de las uñas. Alternaremos uñas con motivos florales y puntitos con otras adornadas solo con puntitos, según nos apetezca, y dejaremos una sin nada de decoración como se ve en la imagen…

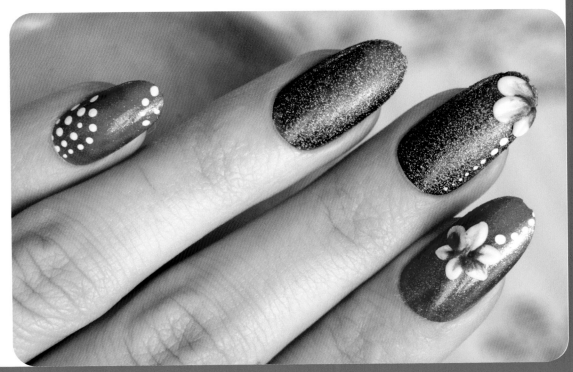

Water marble

Decoración profesional y llena de color a base de agua

Nos atrevemos a diseñar fantasías de todo tipo... ¡y motivos de mármol!

Tiempo de proceso: 15-30 minutos

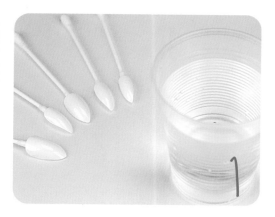

1

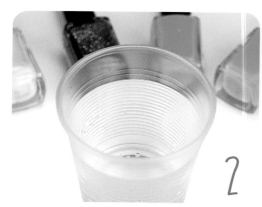

2

Se necesita

- ● esmalte base
- ● ● ● esmalte verde manzana, fucsia y morado con *glitter*
- ● uñas postizas
- ● vaso de usar y tirar con agua

1-2 Material requerido

Preparamos las uñas postizas, un vaso de usar y tirar lleno de agua y el esmalte en un frasco. Las uñas postizas que se usan aquí solo van en plástico blanco, así que no es necesario añadirles el esmalte base: en el caso contrario de que sean de diferentes colores, sí que será indispensable aplicar la base.

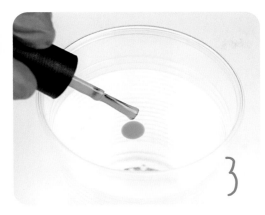

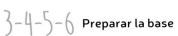

3-4-5-6   **Preparar la base**

Acercamos el pincelito de esmalte verde manzana al agua y dejamos caer una gota: veremos que tenderá a abrirse en círculos. Ahora dejamos caer otra gota de esmalte, esta vez rosa, y después hacemos lo mismo con el verde manzana y el morado con *glitter*.

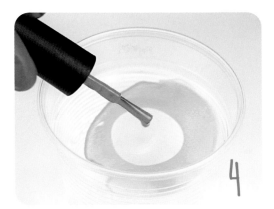

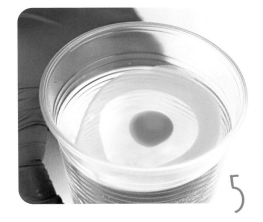

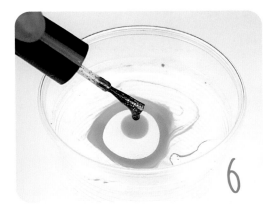

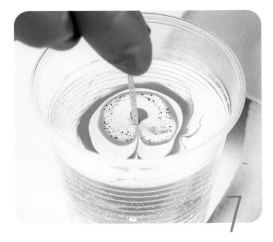

Decorar

Movemos la superficie del agua con un palillo para dar la forma que queramos: dependiendo del tipo de movimiento que se le dé al bastoncito, surgirán unos motivos u otros.

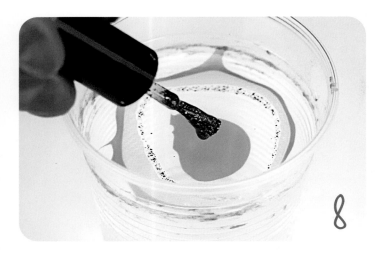

Decorar

Se pueden hacer tantos diseños como uñas tenemos. Añadiremos gotas de esmalte de varios colores y haremos círculos concéntricos hasta lograr el efecto deseado.

Otra opción Moviendo el palillo en zigzag conseguiremos un efecto «mármol»; solo con mezclar los colores entre sí podremos hacer un diseño a rayas.

8

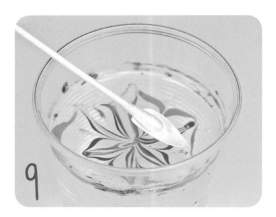

9

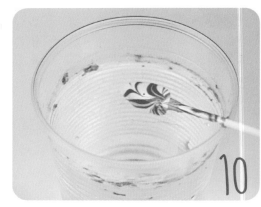

10

9-10 Decorar las uñas postizas

Decoramos las uñas postizas con diferentes diseños; para crear una flor, hay que mover el agua de fuera adentro. Una vez logrado el efecto deseado, sumergimos la uña en el agua, procurando dejar centrado el dibujo y, antes de sacarla, retiramos el esmalte que sobra con un algodoncito.

Un apunte Decorar las uñas postizas es la cosa más práctica del mundo: para usar nuestras uñas naturales, de hecho, tendremos que proteger la piel con cinta adhesiva, para evitar que se coloree metiendo el dedo en el agua.

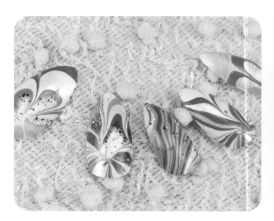

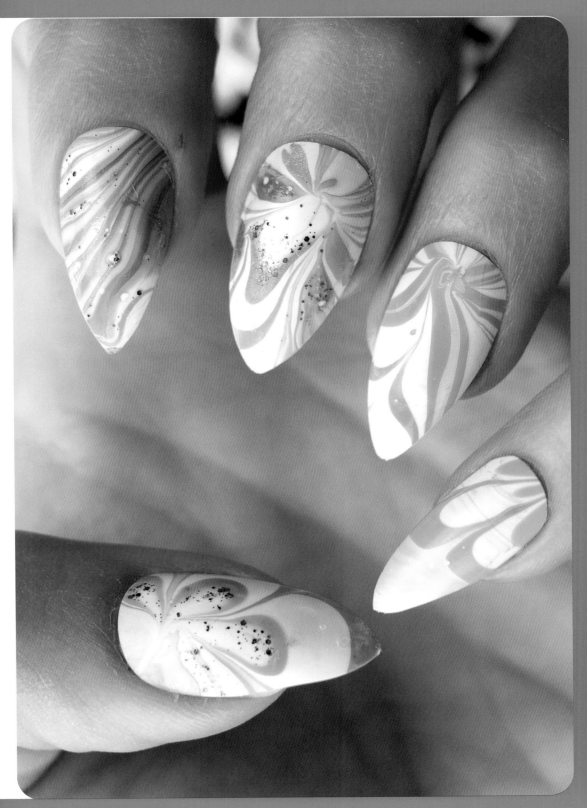

Video: www.nuinui.ch/video/nail-art-deluxe/p146

Uñas de punta black & white

Blanco y negro: un clásico revisitado

¡Un diseño de escándalo, atrevido y luminoso!

Tiempo de proceso: 15-30 minutos

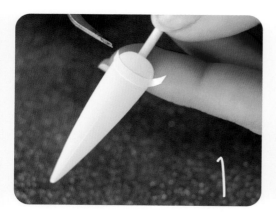

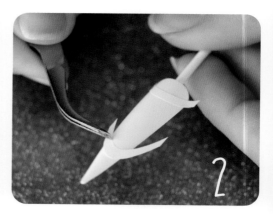

Se necesita

- esmalte base
- esmalte negro
- puntero
- uñas postizas en punta
- adhesivos
- pedrería

1-2-3 Aplicar los adhesivos

Aplicamos los adhesivos sobre las uñas postizas. Sobre aquellas que sean de plástico blanco no es necesario extender la base: en caso de que sean de color, será indispensable aplicarla.

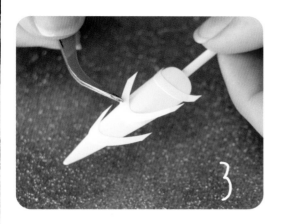

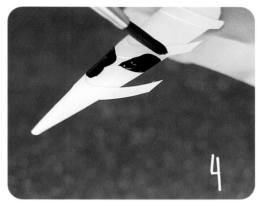

Un apunte La forma puntiaguda, muy alargada y afilada, no resulta nada fácil de conseguir trabajando con uñas naturales. Por esta razón, es mucho mejor usar las postizas.

Otra opción Para un toque más colorido, probaremos a sustituir el negro por un fluorescente.

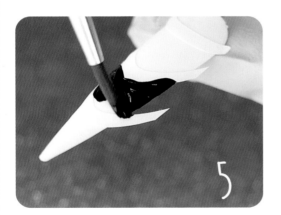

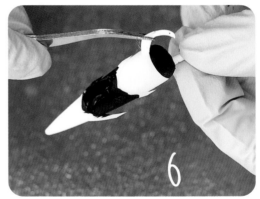

4-5-6 Aplicar color

Extendemos el negro en los espacios entre los adhesivos y retiramos estos últimos con la ayuda de unas pinzas.

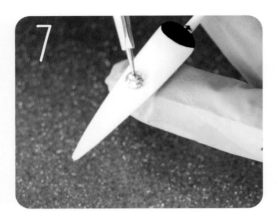

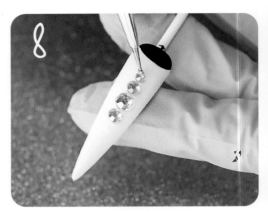

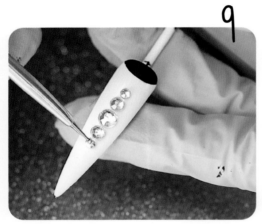

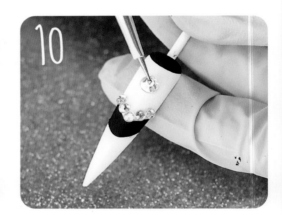

7-8-9-10 Aplicar la pedrería

Para aplicar la pedrería, la cogemos con la ayuda de un puntero, la colocamos en las uñas como en la imagen y la fijamos con una gotita de esmalte transparente.

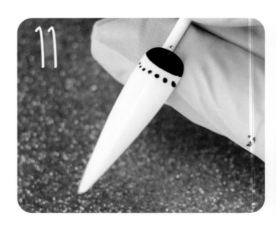

11 Decorar con un puntero

Sumergimos el puntero en el esmalte negro y hacemos varios puntitos pequeños.

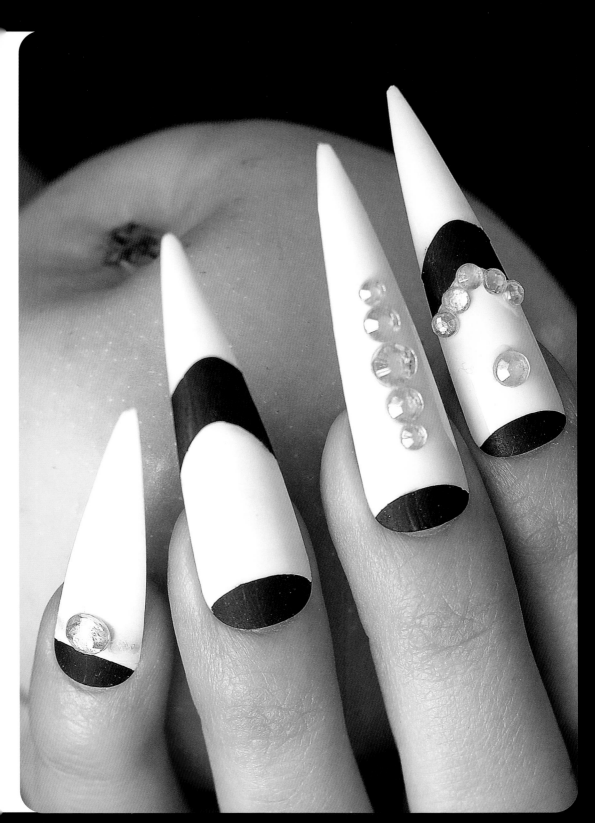

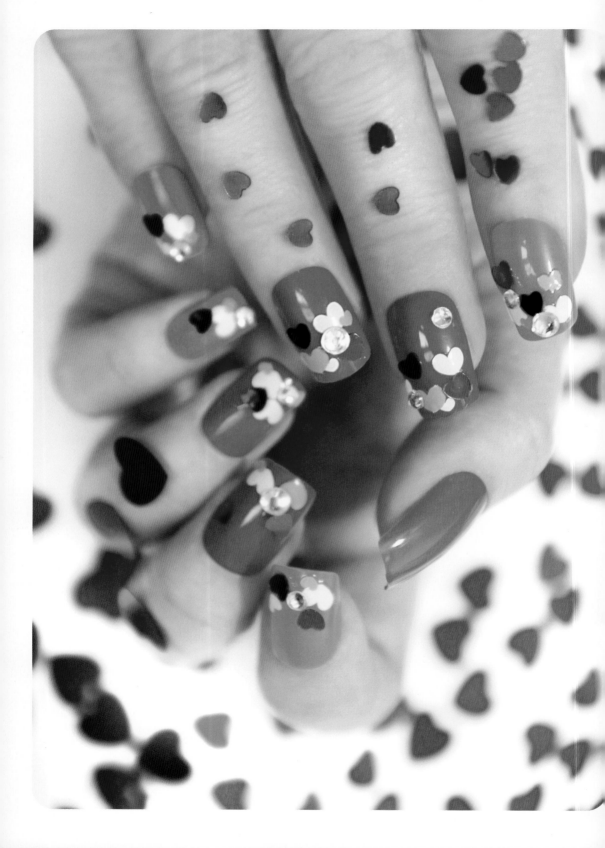

Nail
ART

Trend Setter

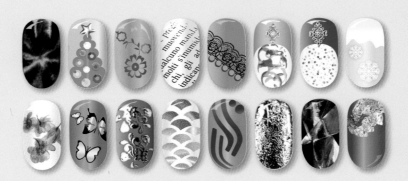

Video: www.nuinui.ch/video/nail-art-deluxe/p152

Magnética

Un modelo simple y elegante, fácil de hacer, pero de efecto asegurado

Con los imanes y el esmalte magnético, alcanzarás el mejor resultado con el mínimo esfuerzo

Tiempo de proceso: 5 minutos

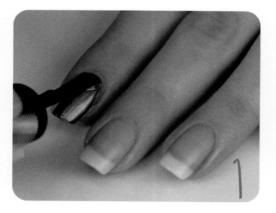

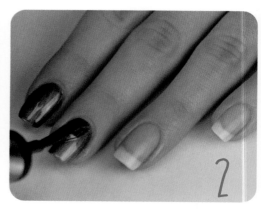

Se necesita

- esmalte base
- esmalte magnético verde
- imanes de diferentes tipos

1-2 Aplicar base y color

Aplicamos el esmalte base y damos dos capas de esmalte magnético verde.

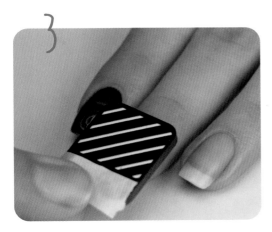

3-4-5-6-7 Usar el imán

Cogemos el imán y lo acercamos a las uñas durante varios segundos, hasta que veamos aparecer el motivo deseado. Por ejemplo, podemos hacer una espiral sobre el índice, un diseño a rayas sobre el corazón y uno de una estrella sobre el anular.

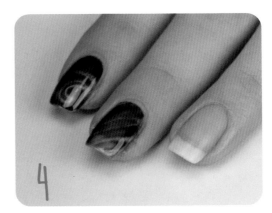

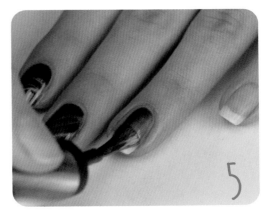

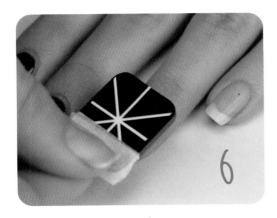

Un apunte *El esmalte negro resulta muy práctico y rápido de aplicar. Gracias a los pequeños imanes con los que se usa, es posible desarrollar diferentes formas y motivos decorativos, como espirales, rayas o estrellas.*

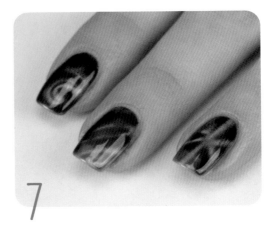

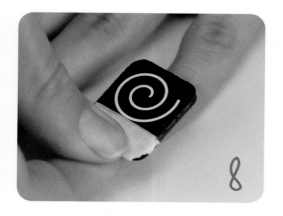

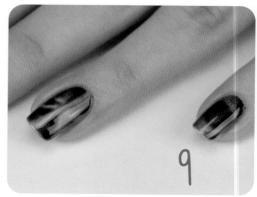

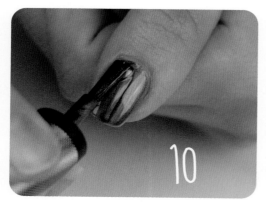

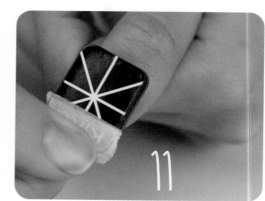

8-9-10-11-12 Usar el imán

Podemos optar por un motivo en espiral también para la uña del meñique, y dar más protagonismo al pulgar adjudicándole el diseño de una estrella que resulte impactante.

 **Otra opción** Para esta manicura también se pueden usar otros imanes para hacer diferentes diseños.

 Otras opciones para el color

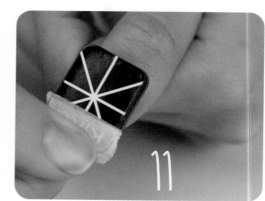

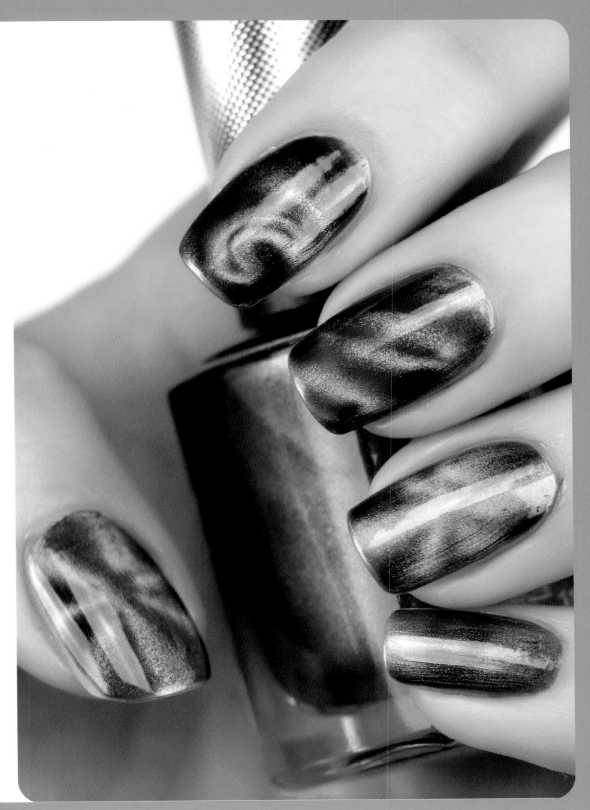

Video: www.nuinui.ch/video/nail-art-deluxe/p156

Magic Tree

Toda la magia del rojo y el dorado, el binomio perfecto para las vacaciones navideñas

Cómo decorar uñas con un coloridísimo árbol de Navidad en pocos y sencillos pasos

Tiempo de proceso: 20 minutos

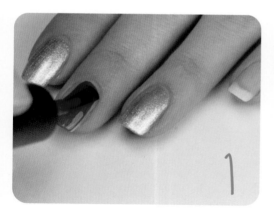

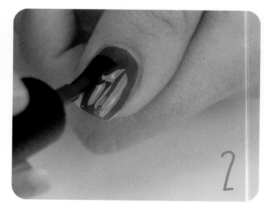

Se necesita

- ● esmalte base
- ● ● ● ○ esmalte dorado, rojo, verde magnético y blanco
- ● puntero
- ● esmalte con *glitter* rojo y dorado

1-2 Aplicar base y color

Aplicamos el esmalte base, damos dos capas de dorado sobre las uñas del índice y el anular y otras dos de rojo sobre el pulgar, el corazón y el meñique. Esperamos a que esté bien seco.

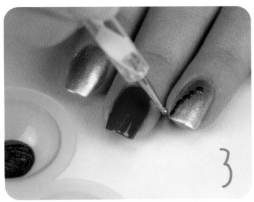
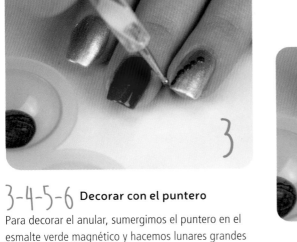

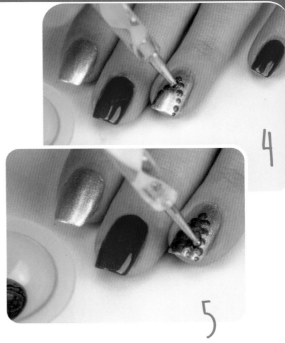

3-4-5-6 Decorar con el puntero

Para decorar el anular, sumergimos el puntero en el esmalte verde magnético y hacemos lunares grandes para hacer el contorno del árbol.

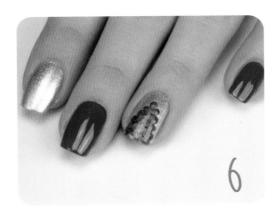

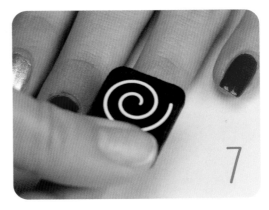

> **Un consejo** El esmalte rojo suele dejar trazas de pintura, por lo que se recomienda extender una buena base sobre las uñas antes de aplicarlo.

Esmalte magnético

Cogemos el imán y durante unos segundos lo acercaremos al esmalte que hayamos usado anteriormente sobre el anular para hacer el árbol de Navidad.

8-9 Aplicar la pedrería y el esmalte con *glitter*

Para aplicar la pedrería sobre el árbol, nos ayudaremos de un puntero, colocándola como en la imagen y fijándola con una gotita de esmalte transparente. En cambio, sobre la uña del índice, ya cubierta de dorado, aplicamos el esmalte con *glitter* rojo y dorado.

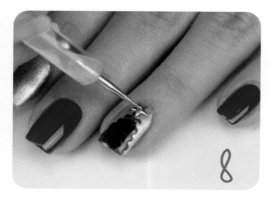

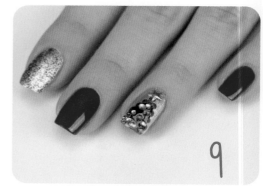

▶ *Otra opción* Podemos hacer este diseño sustituyendo el rojo por un plateado o gris.

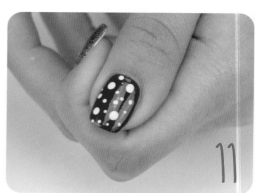

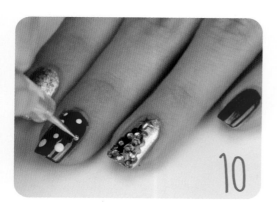

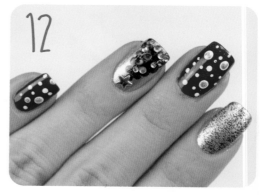

10-11-12 Decorar con el puntero

Sumergimos el puntero en un esmalte blanco y hacemos puntos medianos y pequeños sobre las uñas del pulgar, del corazón o del meñique. Sumergimos el puntero en el esmalte dorado y hacemos puntos más pequeños dentro de los puntos blancos más grandes.

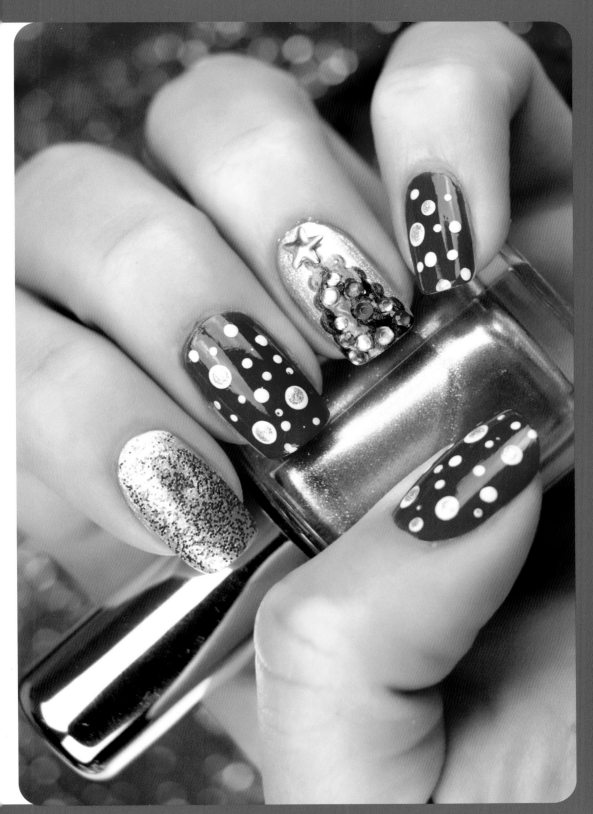

Video: www.nuinui.ch/video/nail-art-deluxe/p160

Copia y pega

¡Probemos la técnica del estampado sobre nuestras propias uñas!

Un diseño alegre y divertido, para sentirse radiante en poquísimos segundos con un simple copia-pega

Tiempo de proceso: 5-15 minutos

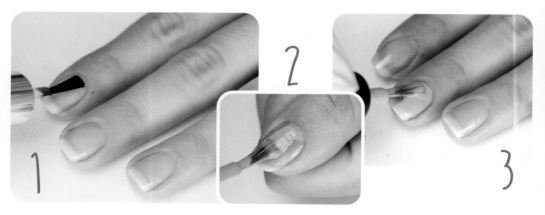

Se necesita

- ● esmalte base
- ● ● ● esmalte lila, verde agua con *glitter* y violeta
- ● accesorios para el estampado

1-2-3 Aplicar base y color

Aplicamos el esmalte base y damos dos capas de esmalte lila sobre las uñas del pulgar, del corazón y del anular. Esperamos a que esté bien seco.

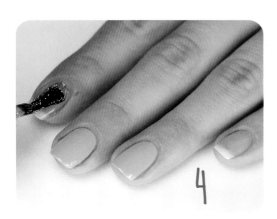

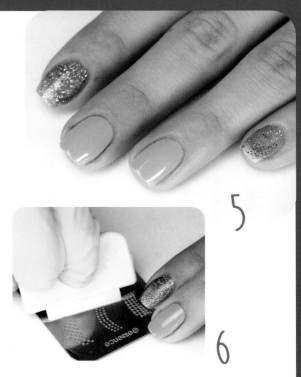

4-5 Aplicar el esmalte con *glitter*

Damos dos capas de esmalte con *glitter* sobre las uñas del índice y del meñique. Esperamos a que se haya secado correctamente.

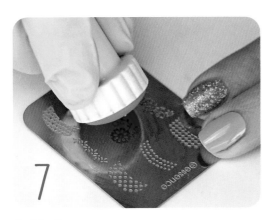

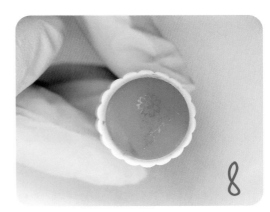

6-7-8 Estampado

Usando el material adecuado, dejamos alguna gota de esmalte sobre la paleta, eliminamos el exceso con una espátula, dejamos la imagen en el sello y la pasamos a la uña.

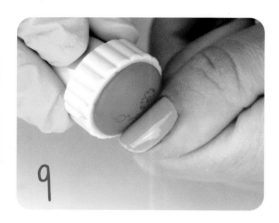

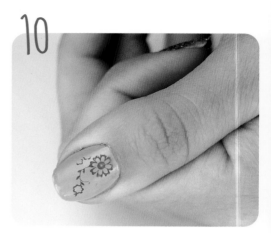

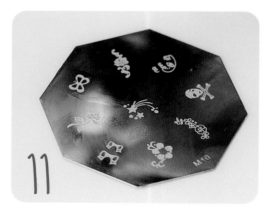

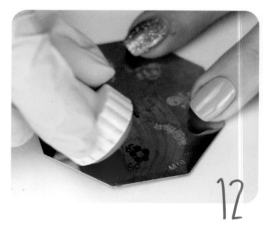

9-15 Estampado

Estampamos varios motivos según nuestro criterio sobre las uñas del pulgar, del corazón y del anular.

> **Un apunte** La técnica del estampado es muy fácil de usar, pero puede ocurrir que la imagen no se transfiera como es debido, bien porque queden demasiados restos de esmalte bien porque el esmalte usado sea demasiado líquido.

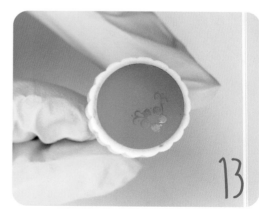

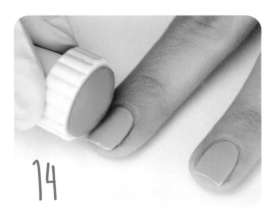

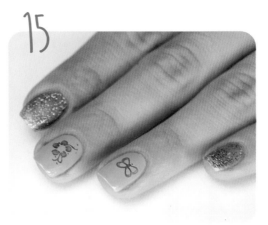

16 **Extender el *top coat***

Aplicamos una fina capa de *top coat* para dar uniformidad a la superficie de la uña y mantener intacto el diseño.

Otra opción *Podemos pasar un buen rato estampando imágenes graciosas y cambiando el color del fondo: así haremos que el estampado llame aún más la atención y lograremos efectos que destaquen aún más.*

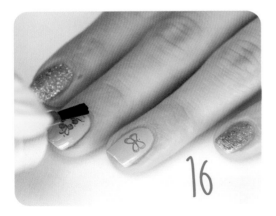

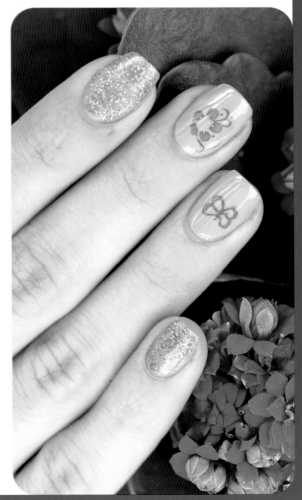

Video: www.nuinui.ch/video/nail-art-deluxe/p164

Newspaper

¿Un periódico en las uñas?
¡Hecho!

Una técnica original e innovadora para vestir
las manos con mil y una palabras...

Tiempo de proceso: 5-15 minutos

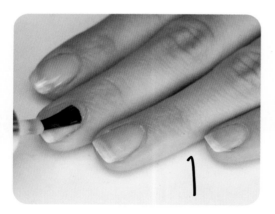

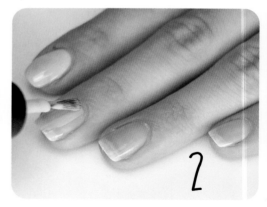

Se necesita

- esmalte base
- esmalte rosa
- hoja de periódico en papel estucado
- agua oxigenada
- pequeño recipiente

1-2 Aplicar base y color

Aplicamos el esmalte base, damos dos capas de rosa
y esperamos a que esté bien seco.

3

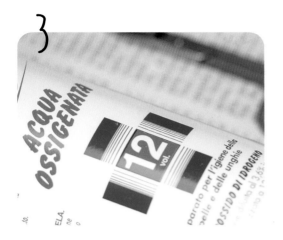

🔹 **Un consejo** Para realizar esta técnica con éxito tendremos que usar periódicos o revistas impresas estampadas en papel estucado.

4

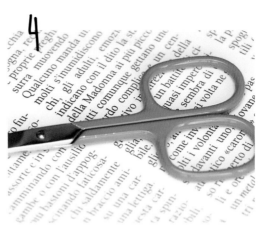

🔹 **Otra opción** Además de con el texto de los artículos, probaremos también a decorar las uñas con las imágenes que encontremos en el periódico: ¡el resultado será fantástico!

5

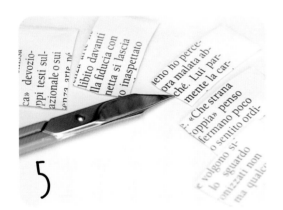

6

3-4-5-6 Preparar los trozos de periódico

Cortamos la hoja de periódico en pequeños trozos (a la medida de la uña) y los dejamos en remojo en agua oxigenada durante 40 segundos.

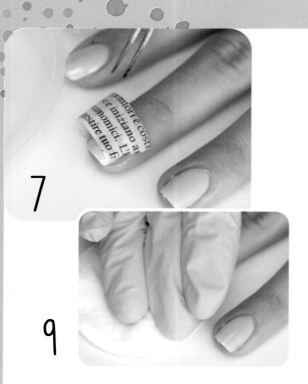

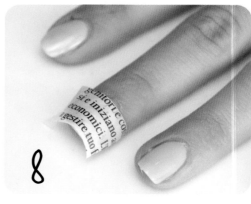

7-8-9   Aplicar el papel

Cogemos un trocito de papel, lo colocamos sobre la uña y hacemos un poco de presión ayudándonos de una gasa o de un trocito de algodón.

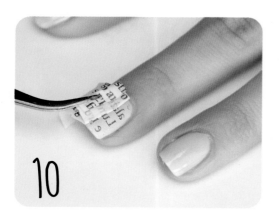

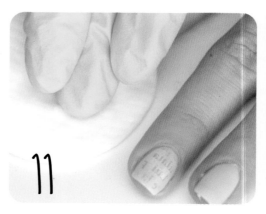

10   Retirar el papel

Retiramos el papel con unas pinzas. Si nos parece que la superficie decorada de la uña resulta demasiado opaca, no hay que preocuparse: conseguiremos que luzca más luminosa puliéndola después.

11   Pulir

Sumergimos la gasa en agua oxigenada y la pasamos sobre la superficie de la uña con unos toques muy suaves. Esta operación sirve para dar más luz a las uñas y retirar los restos de papel.

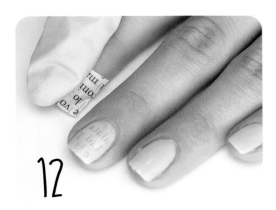

12

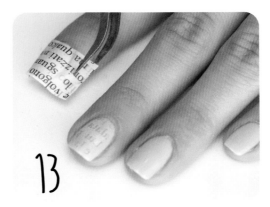

13

💭 **Un consejo** ¿Por qué no hacer lo mismo con el texto de nuestra poesía favorita? Poniendo cada verso en su orden exacto de lectura podremos llevarla siempre con nosotros.

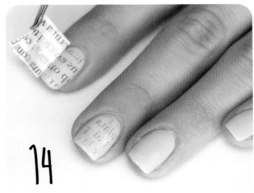

14

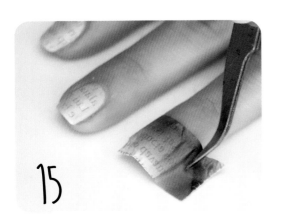

15

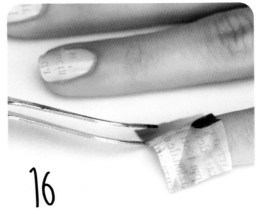

16

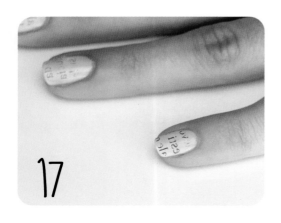

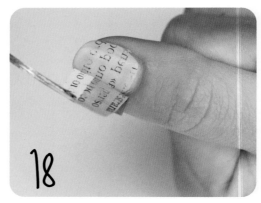

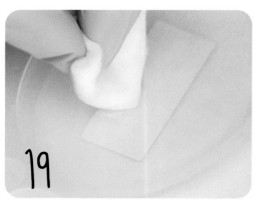

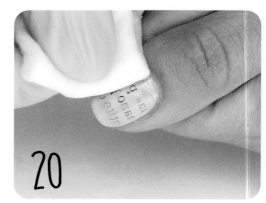

12-21 Completar el diseño

Para obtener el resultado de la imagen final, hacemos la misma operación sobre todos los dedos de la mano. También podemos optar por dejar alguna uña sin papel por encima, rellenándola solo con el esmalte de color, alternando por ejemplo un dedo empapelado y uno recubierto solo con el esmalte. Variaremos el color de base a nuestro gusto.

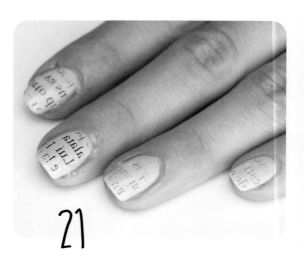

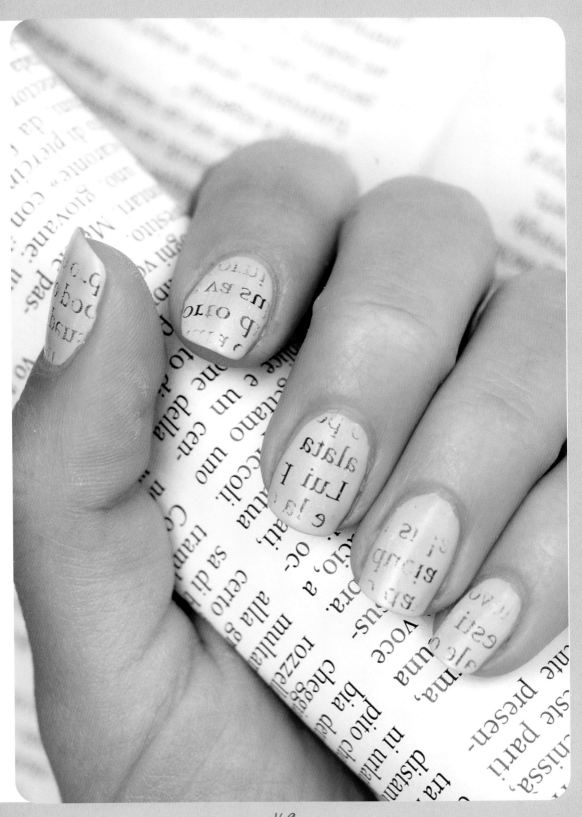

Video: www.nuinui.ch/video/nail-art-deluxe/p170

Orange Passion

Un diseño sofisticado y ceremonioso para grandes ocasiones

Gracias a los adhesivos transferibles con agua, podremos vestir nuestras uñas de encaje

Tiempo de proceso: más de 10 minutos

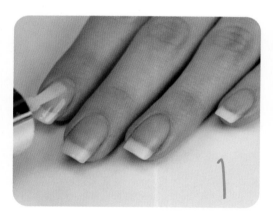

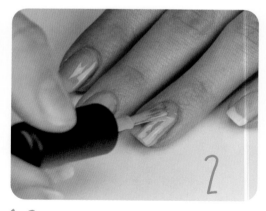

Se necesita

- esmalte base
- esmalte naranja y burdeos
- adhesivos
- pedrería

1-2 Aplicar base y color

Aplicamos el esmalte base, damos dos capas de esmalte naranja y esperamos a que esté bien seco.

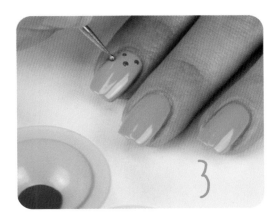

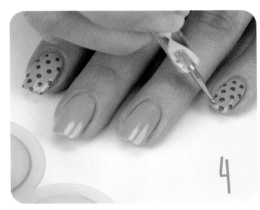

3-4-5 Decorar con el puntero

Sumergimos el puntero en el esmalte burdeos y hacemos puntos medianos.

Decorar con el puntero

Decoraremos con este motivo solo el pulgar, el índice y el meñique de cada mano.

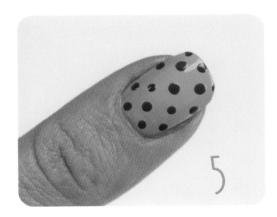

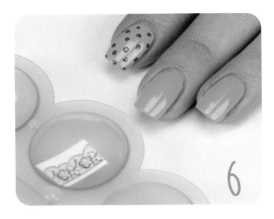

Otra opción Podemos hacer este diseño cambiando el naranja de base por un lila. El naranja se adapta a la piel más oscura y bronceada, mientras que el lila es más indicado para pieles más claras.

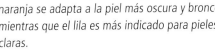

Aplicar adhesivos

Un apunte Los adhesivos son muy prácticos para hacer cualquier diseño de uñas: se aplican con facilidad al esmalte seco y se transfieren bien mojándolos en agua durante unos segundos.

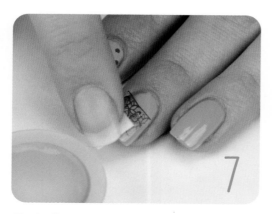

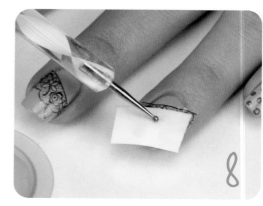

7-8-9 Aplicar los adhesivos

Recortamos un trocito de adhesivo y lo sumergimos en muy poca agua durante unos 30 segundos. Lo cogemos con una pinza o un puntero y lo ponemos en las uñas del dedo corazón y del anular. Presionamos varios segundos y retiramos con delicadeza el papel.

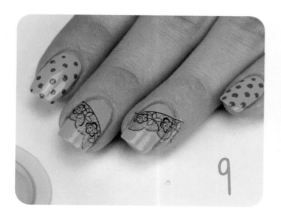

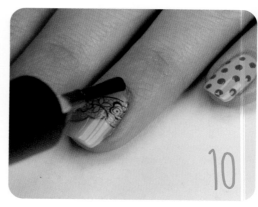

Extender el *top coat*

Damos una fina capa de *top coat* para dar uniformidad a la superficie de la uña y mantener intacto el diseño.

Aplicar la pedrería

Para aplicar la pedrería, ayudándonos del puntero, la pondremos en las uñas del corazón y del anular, en la base del encaje, y la fijaremos con una gotita de esmalte transparente.

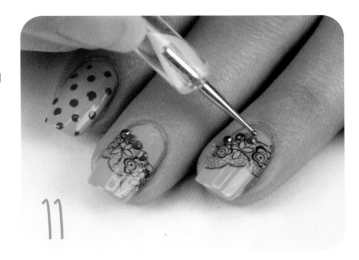

11

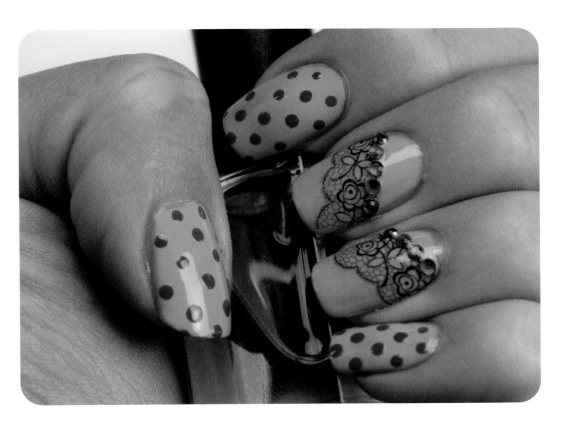

Video: www.nuinui.ch/video/nail-art-deluxe/p174

Inspiración oriental

Un diseño muy original, con una curiosa yuxtaposición de colores

Colores vistosos, *glitter* y decoración dorada inspirada en Oriente para un diseño fuera de lo común

Tiempo de proceso: 20 minutos

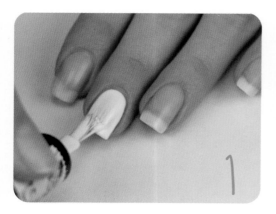

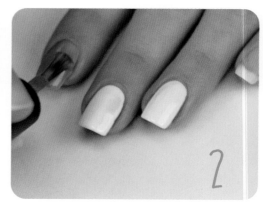

Se necesita

- ● esmalte base
- ○●●●●● esmalte blanco, naranja, celeste, lila y fucsia
- ● pajitas de plástico
- ● esmalte con *glitter*
- ● decoración dorada

1-2-3 Aplicar base y color

Aplicamos el esmalte base, damos dos capas de blanco sobre las uñas del corazón y del anular y dos de naranja sobre el pulgar, índice y meñique. Esperamos a que esté bien seco.

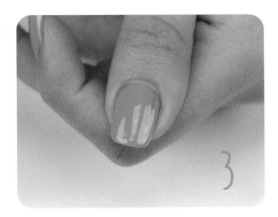

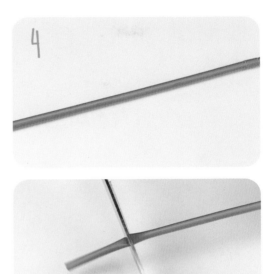

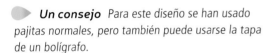

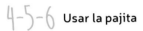 **Un consejo** *Para este diseño se han usado pajitas normales, pero también puede usarse la tapa de un bolígrafo.*

4-5-6 Usar la pajita

Cogemos una pajita y la cortamos en trocitos de unos 4 cm de largo.

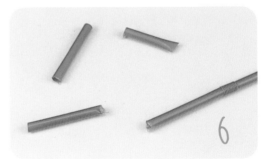

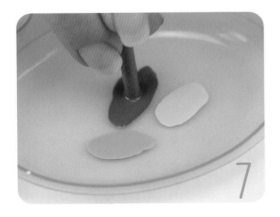

Decorar con la pajita

Sumergimos la pajita en uno de los tres colores elegidos para decorar el corazón y el anular. Usaremos distintos trozos de pajita para los siguientes cambios de color.

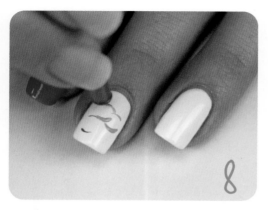

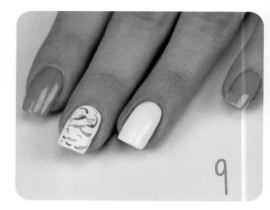

8-9 Decorar con la pajita

Pasamos el producto a las uñas del corazón y del anular usando el extremo de la pajita bañada en el esmalte de color para estampar el diseño de media luna sobre el mismo esmalte blanco que hemos usado antes. Seguimos hasta obtener el efecto deseado.

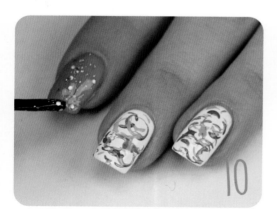

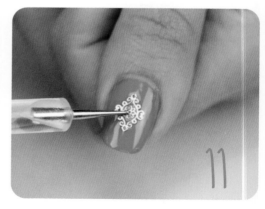

Aplicar el esmalte con *glitter*

Damos dos capas de esmalte con *glitter* sobre las uñas del índice y del meñique, ya cubiertas de esmalte naranja, y esperamos a que esté bien seco.

Aplicar la decoración dorada

Para aplicar la decoración sobre el pulgar nos ayudaremos del puntero; la colocamos en el centro de la uña y la fijamos con una gotita de esmalte transparente.

Otra opción Si queremos que este diseño parezca aún más atrevido, podemos sustituir el esmalte naranja por uno rojo cereza.

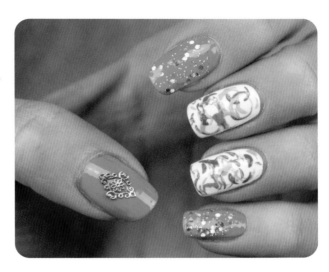

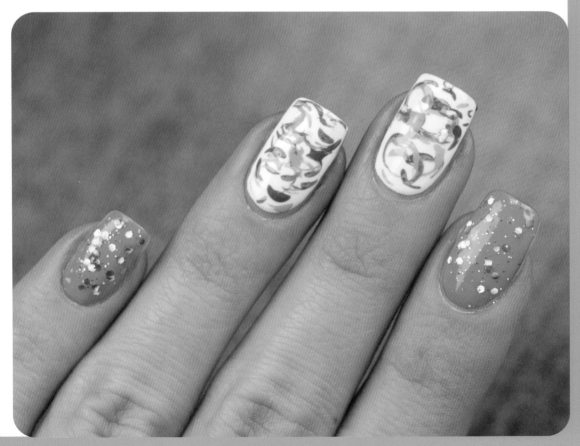

Video: www.nuinui.ch/video/nail-art-deluxe/p178

Hammam

*Un diseño de inspiración oriental,
¡un sueño de mil y una noches!*

**Los esmaltes funcionan como las témperas: con esta técnica,
nos lo podremos pasar bien mezclando colores**

Tiempo de proceso: 20 minutos

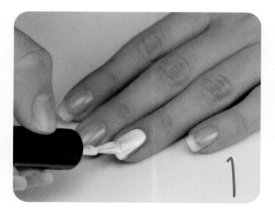

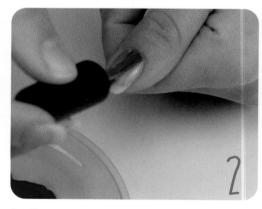

Se necesita

- ● esmalte base
- ○ ● esmalte blanco y azul
- • puntero
- • esmalte con *glitter*
- • decoración plateada

1-2 Aplicar base y color

Aplicamos el esmalte base y damos dos capas de
blanco sobre el anular y dos de celeste sobre el
pulgar. Esperamos a que se seque del todo.

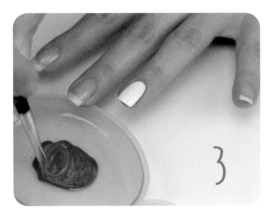

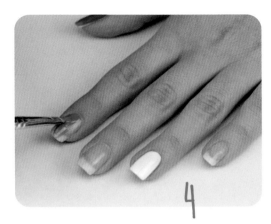

3-4 Aplicar color

Cogemos una abundante dosis de esmalte celeste y añadimos alguna gota de blanco para aclararlo, lo mezclamos y aplicamos el producto sobre la uña del índice.

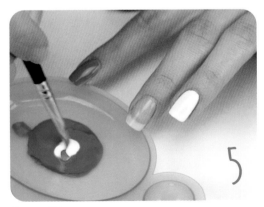

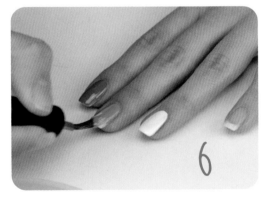

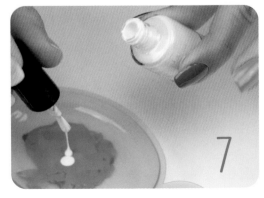

5-6-7 Aplicar color

Antes de pasar a la siguiente uña, añadimos más esmalte blanco para volver a aclarar el color y aplicamos el producto sobre el corazón. Después aclaramos el esmalte azul y, para terminar, lo aplicamos en el meñique.

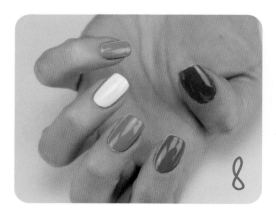

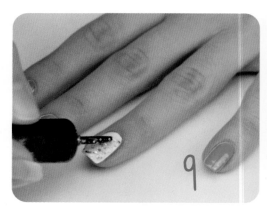

Un consejo Si no disponemos del esmalte ideal o buscamos un tono algo más claro o más oscuro, podemos crearlo añadiendo blanco para aclarar o negro para oscurecer, o incluso mezclar los colores hasta obtener el resultado deseado.

Aplicar el esmalte con *glitter*

Damos dos capas de esmalte con *glitter* sobre la uña del anular y esperamos a que esté bien seco.

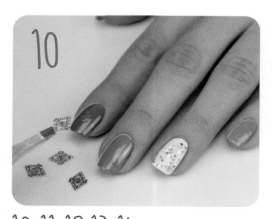

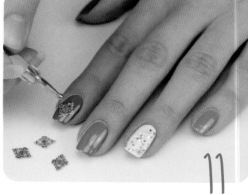

10-11-12-13-14 Aplicar la decoración plateada

Para aplicar la decoración plateada, ayudándonos del puntero, la colocamos en el centro de la uña y la fijamos con una gotita de esmalte transparente.

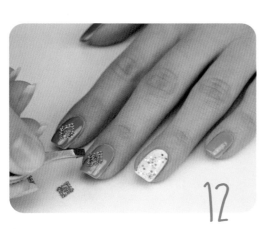

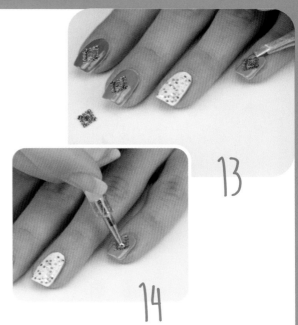

Otra opción Podemos hacer este diseño con un esmalte más oscuro en lugar del celeste. Para que destaque la decoración dorada, por ejemplo, usaremos un burdeos.

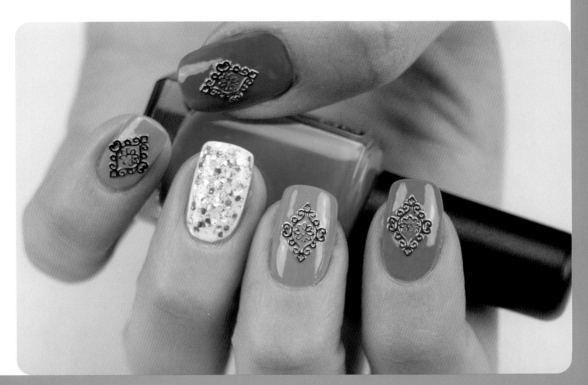

Video: www.nuinui.ch/video/nail-art-deluxe/p182

Snowflakes

Copos de nieve en el pálido cielo de invierno

El efecto de la nieve fresca sobre las uñas, para recrear la mágica atmósfera del tiempo invernal

Tiempo de proceso: más de 10 minutos

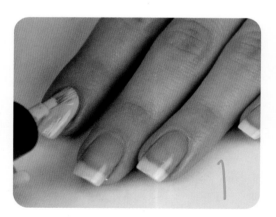

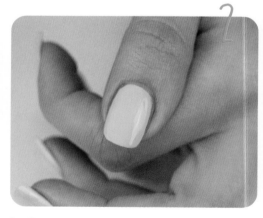

Se necesita

- ● esmalte base
- ● ○ esmalte de color azul y blanco
- ● adhesivos en forma de copo de nieve
- ● puntero

1-2 Aplicar base y color

Aplicamos el esmalte base, después damos dos capas de esmalte celeste y esperamos a que se seque por completo.

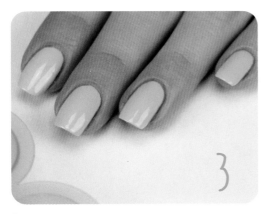

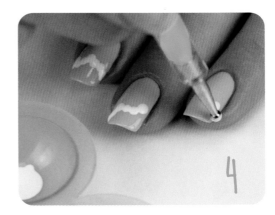

3-4-5-6 Decorar con el puntero

Sumergimos el puntero en el esmalte blanco y dibujamos en la parte de la uña cercana a la punta lunares grandes dispuestos de un modo casual para recrear el efecto de la nieve.

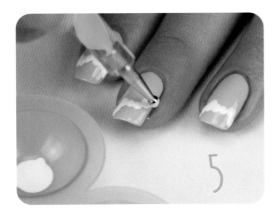

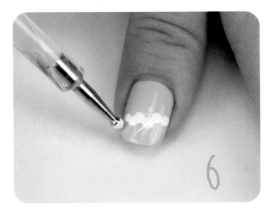

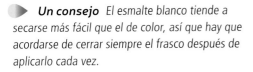 **Un consejo** *El esmalte blanco tiende a secarse más fácil que el de color, así que hay que acordarse de cerrar siempre el frasco después de aplicarlo cada vez.*

Otra opción *Podemos hacer este diseño cambiando el celeste por un rojo para que resalte la atmósfera invernal enriqueciéndolo con algún toque navideño.*

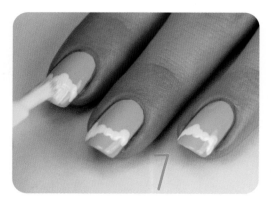

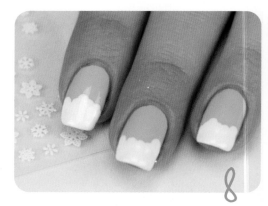

7-8 Aplicar el blanco

Ayudándonos del pincel del esmalte blanco cubrimos la porción de la uña delimitada por lunares con el puntero, coloreando de blanco todas las puntas.

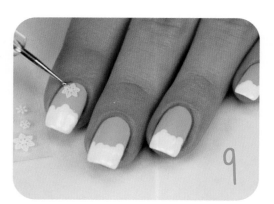

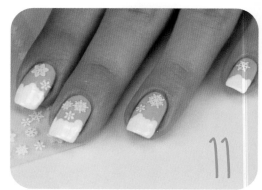

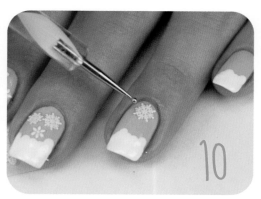

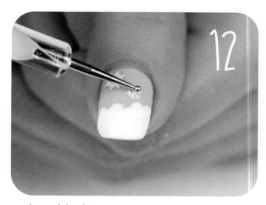

9-10-11-12 Aplicar los adhesivos

Cogemos los adhesivos y los aplicamos sobre las uñas ayudándonos del puntero o con unas pinzas.

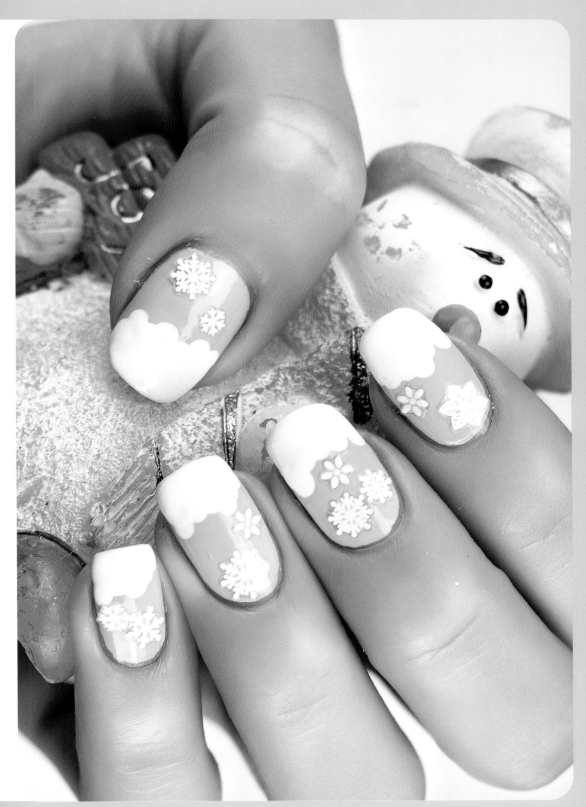

Video: www.nuinui.ch/video/nail-art-deluxe/p186

Flores silvestres

Adhesivos en agua para estampar imágenes realistas en las uñas

¡Transforma tus manos con una extensión de flores de color!

Tiempo de proceso: 15-30 minutos

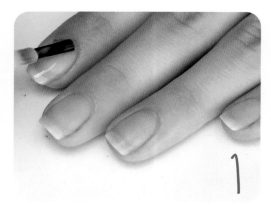

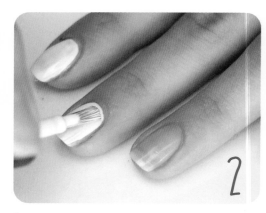

Se necesita

- ● esmalte base
- ○ esmalte blanco
- • adhesivos

1-2-3 Aplicar base y color

Aplicamos el esmalte base, damos dos capas de blanco y esperamos a que se seque del todo.

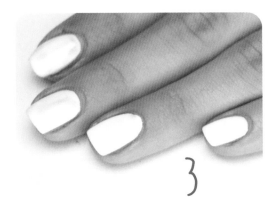

3

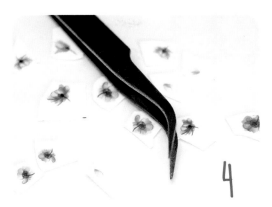

4

🔹 **Un consejo** *Los adhesivos en agua se cortan a la medida de la uña antes de aplicarlos.*

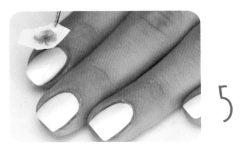

5

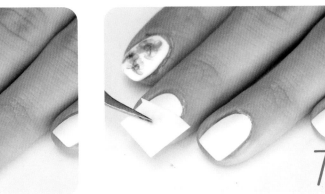

6

7

4-5-6-7 **Aplicar adhesivos**

Para aplicar los adhesivos nos ayudaremos del puntero o de unas pinzas: sumergimos el adhesivo durante unos segundos en unas pocas gotas de agua, lo cogemos y lo colocamos sobre la uña.

🔹 **Otra opción** *Podemos combinar los adhesivos entre ellos dejando volar nuestra imaginación hasta dar con el diseño deseado.*

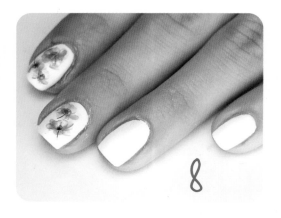

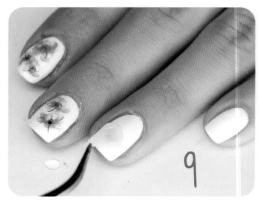

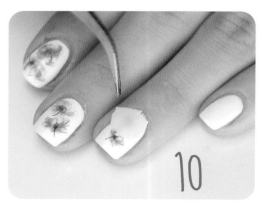

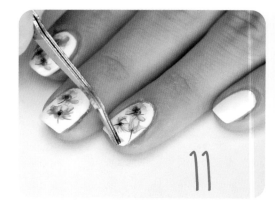

8-9-10-11-12 Complemento de la decoración

Aplicamos las pequeñas flores adhesivas sobre todas las uñas, haciendo las combinaciones que más nos gusten y variando la cantidad de elementos por cada dedo de manera que surja una armonía de formas y colores.

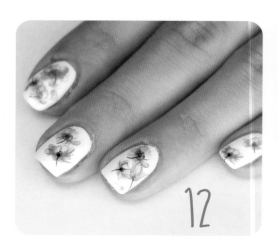

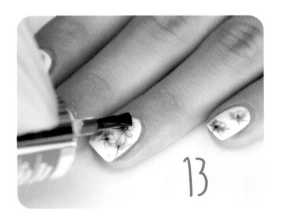

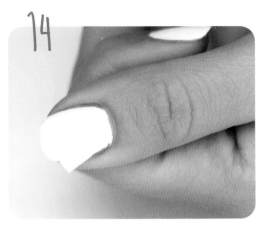

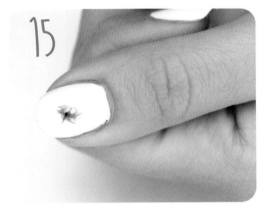

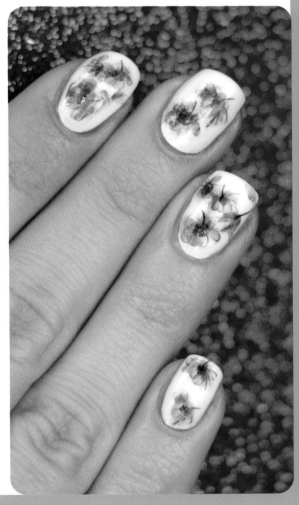

13 Extender el *top coat*

Aplicamos una fina capa de *top coat* para dar uniformidad a la superficie de la uña y mantener intacto el diseño.

14-15 Decorar el pulgar

Daremos al pulgar un tratamiento especial, limitando la decoración a una sola florecilla que surge del blanco de la uña, como una violeta flotando en la leche.

Video: www.nuinui.ch/video/nail-art-deluxe/p190

Butterfly

Adhesivos y glitter, para llevar la primavera en las uñas

Un diseño de colores delicados, llena de flores y mariposas

Tiempo de proceso: 15-30 minutos

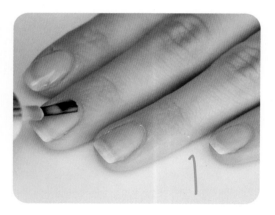

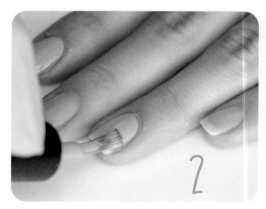

Se necesita

- esmalte base
- esmalte lila, rosa y violeta con *glitter*
- adhesivos

1-2 Aplicar base y color

Aplicamos el esmalte base, damos dos capas de lila en las uñas del índice y del anular y esperamos a que esté bien seco.

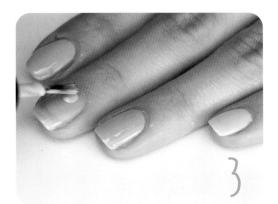

3

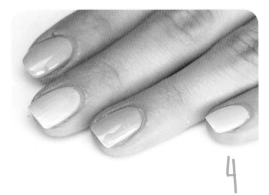

4

3-4-5-6 Aplica color y *glitter*

Damos dos capas de esmalte rosa sobre las uñas del meñique, del corazón y del pulgar. Esperamos a que esté bien seco y damos dos capas de esmalte con *glitter* sobre la uña del dedo corazón.

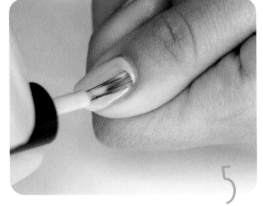

5

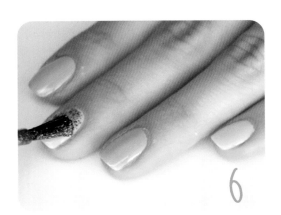

6

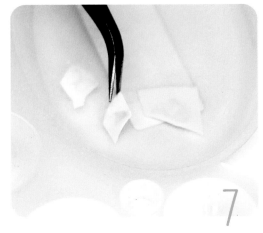

7

Un consejo *Hay adhesivos en agua de muchas formas y motivos: elegimos los que más nos gusten para un resultado superoriginal.*

Otra opción *Dejaremos volar nuestra imaginación y mezclaremos colores y diseños para dar personalidad a nuestras uñas.*

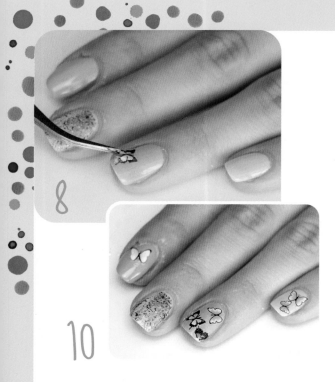

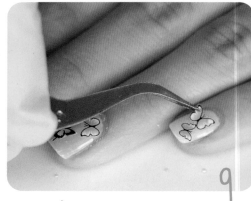

7-8-9-10 Aplicar los adhesivos

Para aplicar los adhesivos nos ayudaremos del puntero o de unas pinzas: sumergimos el adhesivo durante algún segundo en unas pocas gotas de agua, lo cogemos y lo colocamos en la uña.

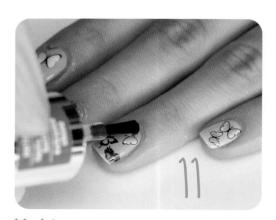

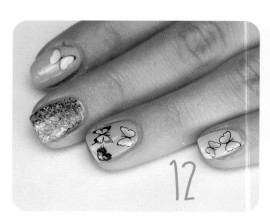

11-12 Extender el *top coat*

Damos una fina capa de *top coat* para dar uniformidad a la superficie de la uña y mantener intacto el diseño.

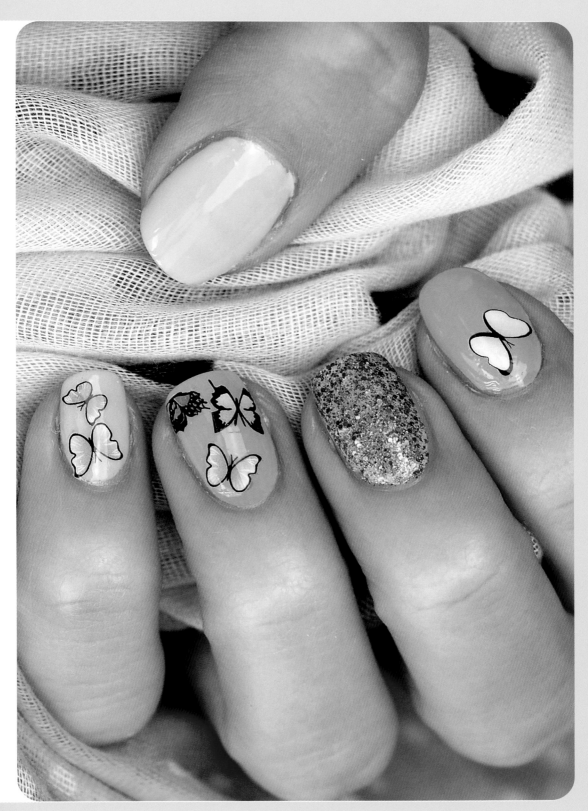

Video: www.nuinui.ch/video/nail-art-deluxe/p194

Plata adhesiva

¡Uñas de profesional en pocos y simples pasos!

Un diseño sobrio y elegante...
¡con plata encima!

Tiempo de proceso: 5-15 minutos

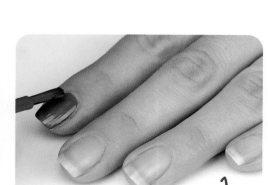

1

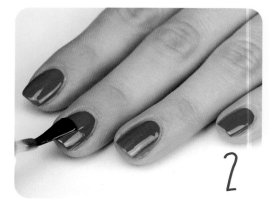

2

Se necesita
- esmalte base
- esmalte azul
- adhesivos
- *top coat* opaco *(finish matt)*

1-2 Aplicar base y color

Aplicamos el esmalte base, damos dos capas de azulón y esperamos a que esté bien seco.

194

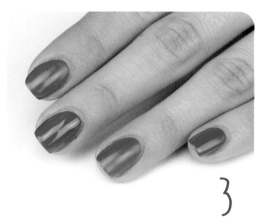

3

Extender el *top coat* opaco

Aplicamos una leve capa de *top coat* opaco para dar uniformidad a la uña y mantener intacto el diseño.

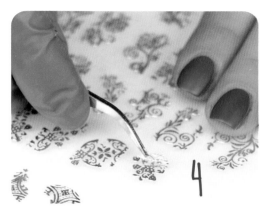

4

Un consejo Hay adhesivos de diferentes formas y tamaños, ¡elige siempre un modelo que se pueda combinar con los esmaltes que ya tienes!

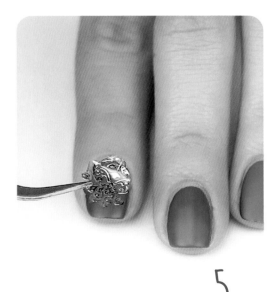

5

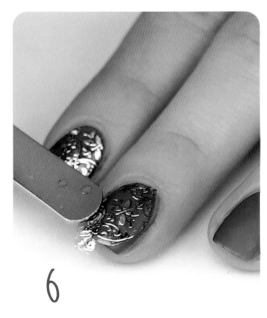

6

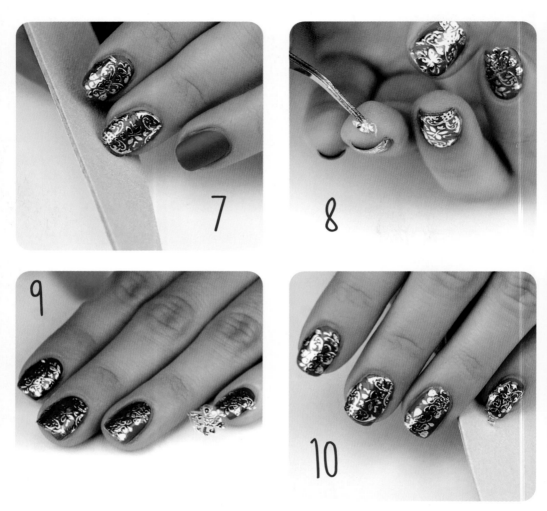

4-10 Aplicar los adhesivos y retirar las partes que sobren

Para aplicar los adhesivos con el puntero o con unas pinzas, sumergimos el adhesivo durante varios segundos en unas pocas gotas de agua, lo cogemos y lo colocamos en la uña. Para eliminar las partes sobrantes, lo plegamos sobre sí mismo y pasamos una lima de grano fino sobre la punta.

Otra opción *El azulón hace resaltar el plateado, pero el negro, el marrón y el violeta también son una excelente opción.*

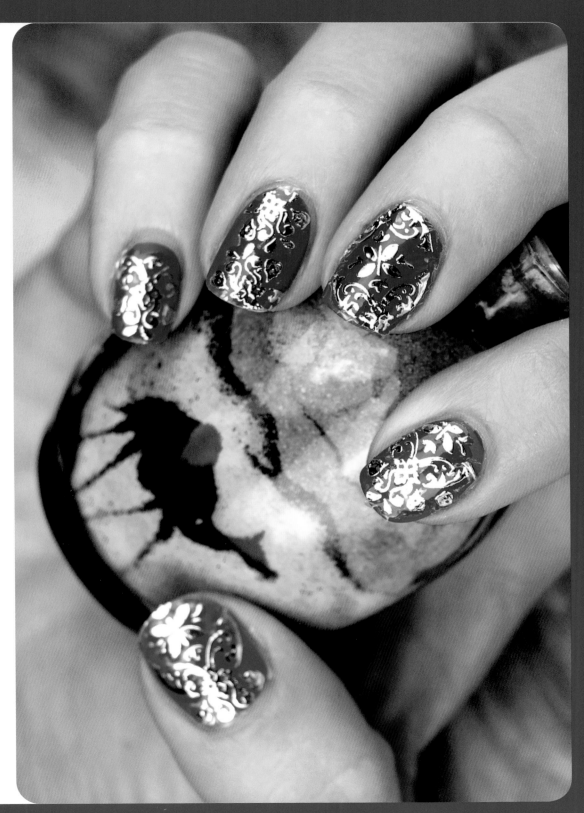

Video: www.nuinui.ch/video/nail-art-deluxe/p198

Cola de sirena

Plantillas y glitter para una atmósfera mágica

¡Reproducimos con los colores del mar un motivo de escamas, para sentirnos una sirenita de verdad!

Tiempo de proceso: 15-30 minutos

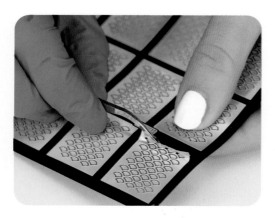

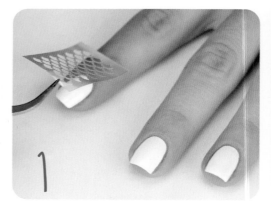

Se necesita

- esmalte base
- esmalte blanco, azul, verde agua y fucsia
- esponja
- pincel de punta
- esmalte con *glitter*
- plantillas de *stencil*

Aplicar base y color

Aplicamos la base, damos dos capas de blanco y esperamos a que se seque por completo.

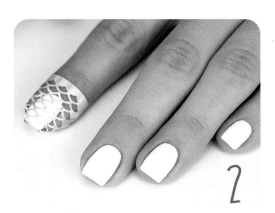

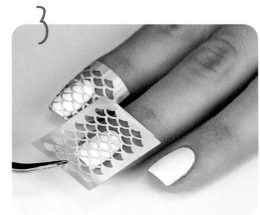

2-3 Aplicar la plantilla

Para aplicar la plantilla sobre todas las uñas, entre ellas el anular, nos ayudaremos de unas pinzas: cogemos la plantilla y la pegamos a la uña.

Un consejo *Las plantillas más grandes, que se prestan más a recrear este particular efecto, suelen llevar un pegamento muy fuerte que le da más relevancia al esmalte de abajo, así que pondremos primero el stencil en la palma de la mano para eliminar ese exceso de pegamento que pueda haber.*

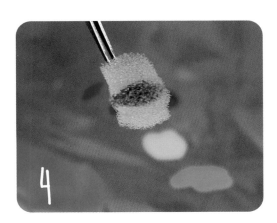

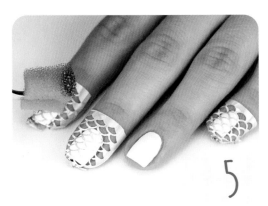

4-5 Decorar con esponja

Cogemos algunas gotas de azul, verde agua y fucsia y las extendemos sobre una hoja de papel de aluminio. Empapamos la esponja en azul y aplicamos el producto dando unos toquecitos. Después, repetimos la operación con el verde agua y con el fucsia, de manera que se recree un efecto parecido al que se ve en las siguientes imágenes.

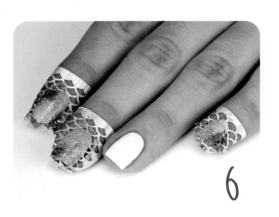

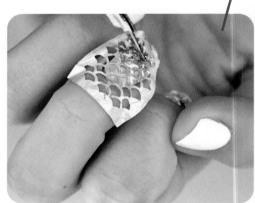

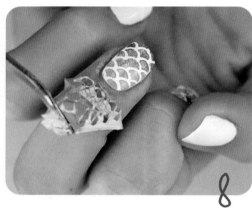

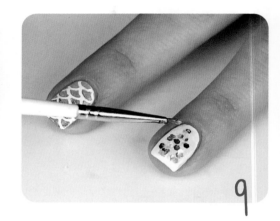

6-7-8 Retirar el *stencil*

Con unas pinzas empezamos a levantar un lado de la plantilla y después la despegamos del todo.

9 Aplicar el esmalte con *glitter*

Sobre la uña del anular aplicamos con el pincel algún *glitter* y esperamos a que esté bien seco.

Otra opción Dejemos volar nuestra imaginación y hagamos mil combinaciones de colores. Una base más oscura dará un resultado más intenso.

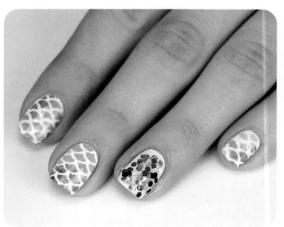

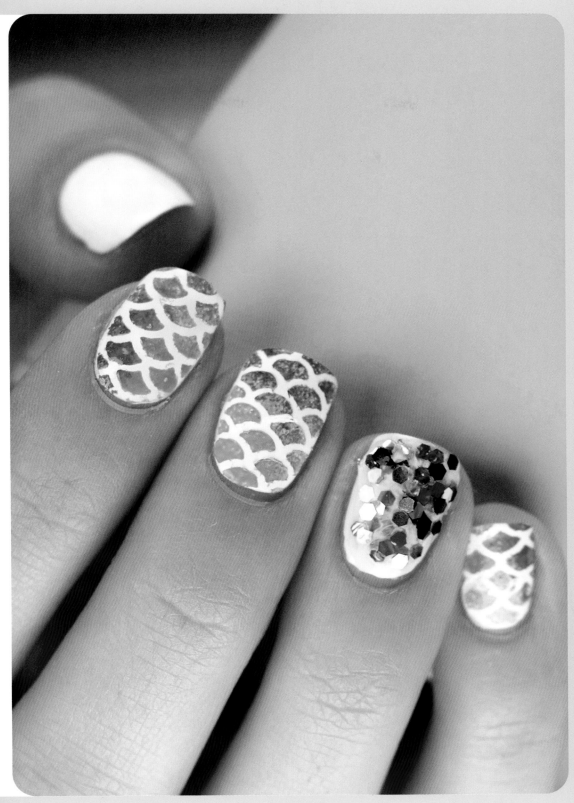

Vídeo: www.nuinui.ch/video/nail-art-deluxe/p202

Trenza central

¡Suaves olas y un pequeño punto de luz!

Usa plantillas con líneas curvas para crear una decoración central suave como una trenza

Tiempo de proceso: 15-30 minutos

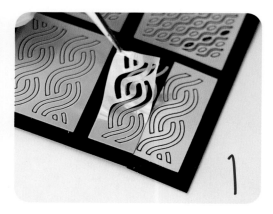

1

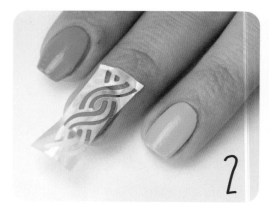

2

Se necesita

- esmalte base
- esmalte de color verde agua, fucsia y azul
- plantilla
- pincel de punta para uñas
- pedrería

| Aplicar base y color

Aplicamos la base, damos dos capas de verde agua sobre el anular y fucsia sobre el resto de uñas. Esperamos a que esté bien seco.

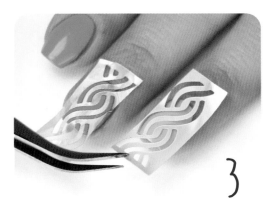

3

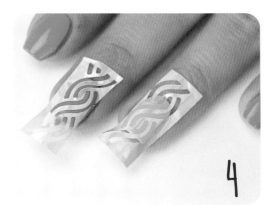

4

2-3-4 Aplicar *stencil*

Para aplicar el *stencil* sobre las uñas del corazón y del anular nos ayudaremos de unas pinzas: cogemos la plantilla y la colocamos sobre las uñas.

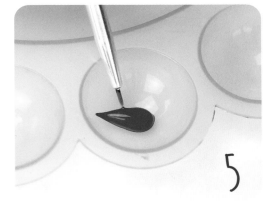

5

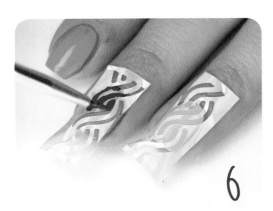

6

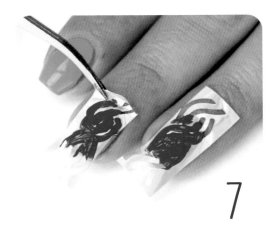

7

5-6-7 Decorar con pincel

Sumergimos el pincel de punta para uñas en el esmalte azul y rellenamos los contornos de la plantilla como se ve en la imagen.

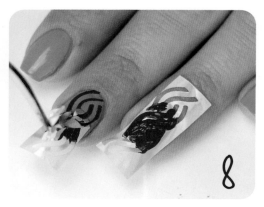

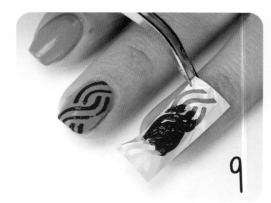

8-9 Retirar el *stencil*

Con unas pinzas empezamos a coger la plantilla por una esquina y después la despegamos del todo.

Otra opción *Podemos cambiar el azul por un esmalte de glitter o fluorescente.*

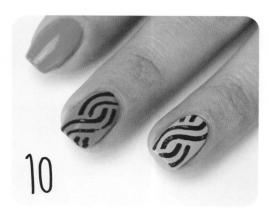

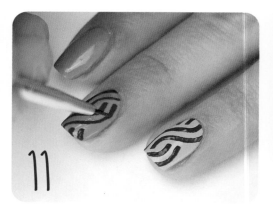

10-11 Retocar con el pincel

Retocamos con el pincel las líneas y los bordes del motivo en esmalte azul.

Consejo *Para un mejor acabado, usaremos un pincelito de punta pequeña: ser preciso en la ejecución de la decoración contribuirá a mejorar notablemente el resultado final.*

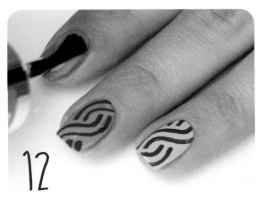

12

12-13-14 Extender el *top coat*

Aplicamos una fina capa de *top coat* para dar uniformidad a la superficie de la uña y mantener intacto el diseño.

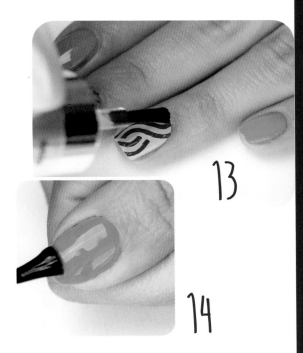

13

14

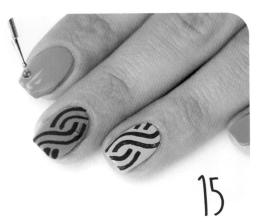

15

Aplicar la pedrería

Para aplicar la pedrería nos ayudaremos de un puntero; la colocamos sobre la uña del índice como se ve en la imagen y la fijamos con una gotita de esmalte transparente.

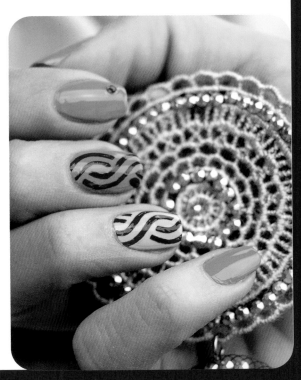

Video: www.nuinui.ch/video/nail-art-deluxe/p206

Metal Mirror

Un espectacular efecto espejo multicolor...
¡para una velada inolvidable!

**Este resultado se obtiene gracias a los *foil*
para manicura, hojas que sirven para pasar
el color a la uña con un pegamento**

Tiempo de proceso: 10-15 minutos

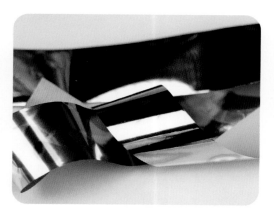

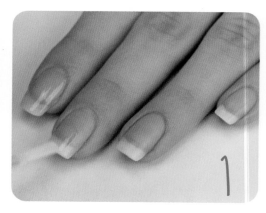

Se necesita

● esmalte base

○ ● esmalte blanco y violeta

● *foil* para uñas

Aplicar base

Aplicamos el esmalte base.

Otra opción *En tiendas existen varios
tipos de foil con muchos tipos de diseño distintos.
Podemos elegir el que más nos guste.*

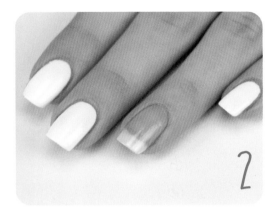

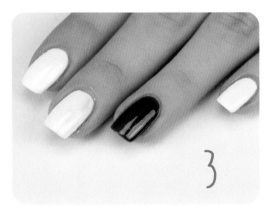

Aplicar color

Damos dos capas de blanco sobre todas las uñas, incluida la del dedo anular, sobre la que aplicaremos también el violeta. Esperamos a que esté bien seco.

Un consejo Para usar los foil para uñas, es preciso que el esmalte base esté bien seco antes de poder aplicar el apósito adhesivo para pasar el producto.

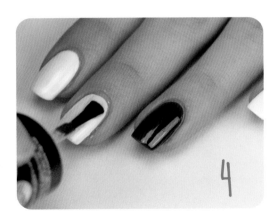

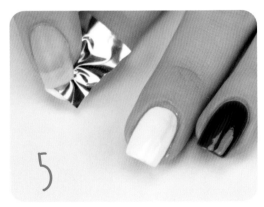

Aplicar pegamento

Aplicamos sobre la uña el apósito adhesivo para los *foil*.

Aplicar los *foil* para manicura

Colocamos sobre la uña la hoja con el diseño mirando hacia arriba.

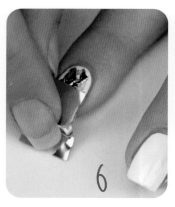

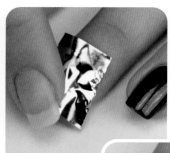

6-7-8 Aplicar el *foil* para uñas

Hacemos un poco de presión y retiramos la hoja. Repetimos el proceso hasta antes de que el diseño cubra absolutamente toda la uña.

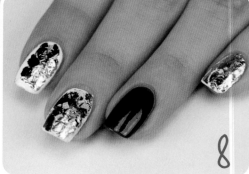

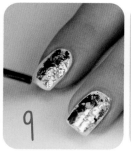

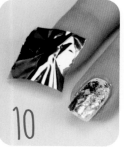

9-10 Aplicar el *foil* para uñas

Hacemos lo mismo para todas las uñas, incluida la del dedo anular, sobre la que ya habremos extendido el violeta. En muchos casos habrá que aplicar otro pegamento y *foil:* aplicarlo una sola vez suele dejar partes descubiertas.

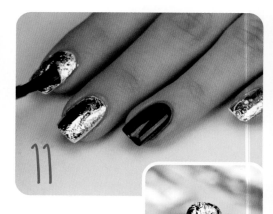

Extender el *top coat*

Damos una fina capa de *top coat* para dar uniformidad a la superficie de la uña y mantener intacto el diseño.

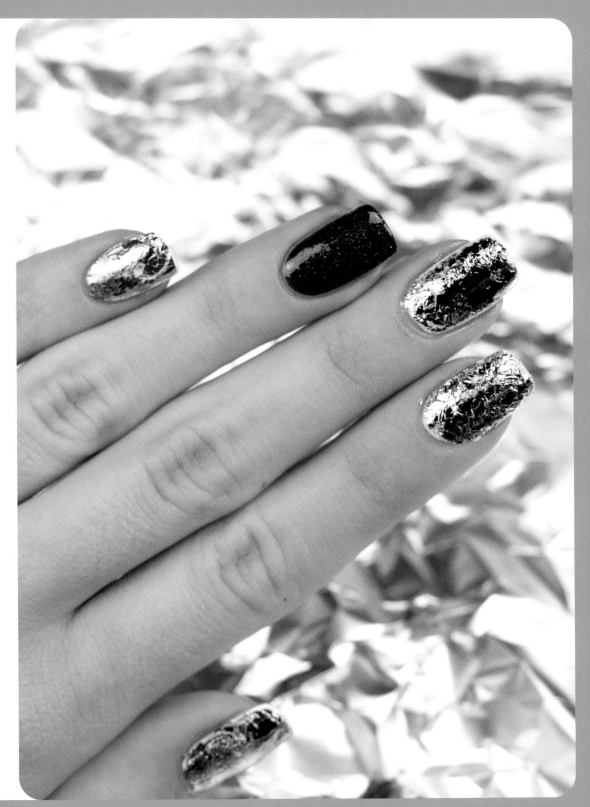

Video: www.nuinui.ch/video/nail-art-deluxe/p210

¡Refléjame!

Uñas para reflejos inesperados y brillos extraordinarios

Un diseño elegante y fino, con un insólito efecto craquelado

Tiempo de proceso: 15-30 minutos

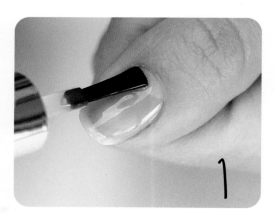

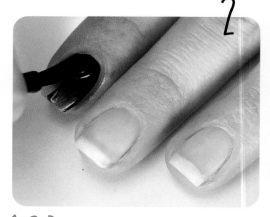

Se necesita

- esmalte base
- esmalte negro
- puntero o pinzas
- papel transparente de color efecto espejo

1-2-3 Aplicar base y color

Aplicamos el esmalte base, después damos un par de capas de negro y esperamos a que esté bien seco.

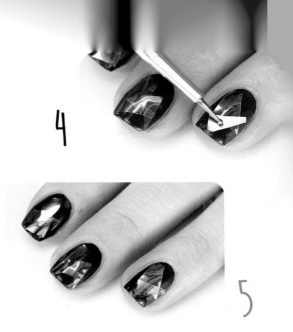

4

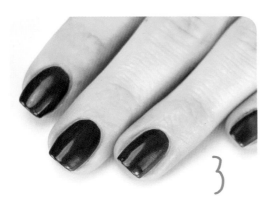

3

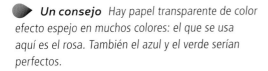

4-5 Decorar con papel de espejo

Cortamos trocitos de papel transparente de colores de efecto espejo y con la ayuda de un puntero y de unas pinzas los aplicamos sobre la superficie de todas las uñas.

Un consejo Hay papel transparente de color efecto espejo en muchos colores: el que se usa aquí es el rosa. También el azul y el verde serían perfectos.

Otra opción Aplicamos papel transparente de distintos colores sobre las uñas para darle otro toque.

5

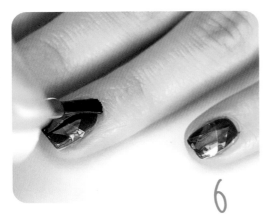

6

Extender el *top coat*

Damos una leve capa de *top coat* para dar uniformidad a la superficie de la uña y mantener intacto el diseño.

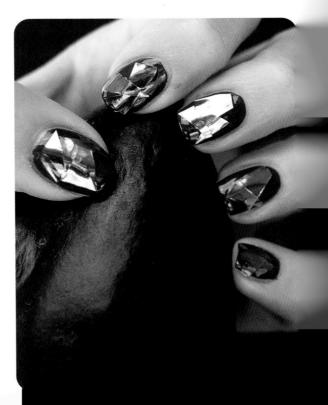

Video: www.nuinui.ch/video/nail-art-deluxe/p212

Hojas de oro

Un diseño tan resplandeciente como una joya

Embellece tus uñas con hojas de oro y transfórmalas en obras de arte absolutamente únicas

Tiempo de proceso: 5-15 minutos

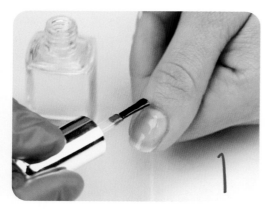

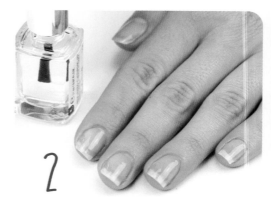

Se necesita

- esmalte base
- esmalte beis, azul y negro
- pincel de punta para uñas
- hojas de oro

Otra opción El oro combina con muchos colores distintos, así que podemos cambiar estos esmaltes por otros de otro color, como por ejemplo el rojo, el verde, el negro, el burdeos y el rosa.

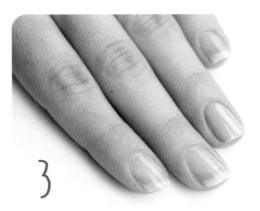

3

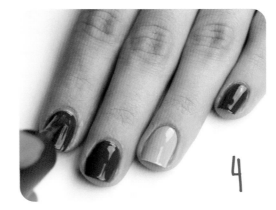

4

1-2-3-4-5 **Aplicar base y color**

Aplicamos el esmalte base, damos dos capas de beis sobre las uñas del anular y dos de azulón sobre el resto de uñas. En este caso específico, no hay que esperar a que se seque del todo como para el resto de diseños, sino que pasaremos de inmediato al siguiente paso, para que la hoja de oro se aplique sobre el esmalte aún fresco.

5

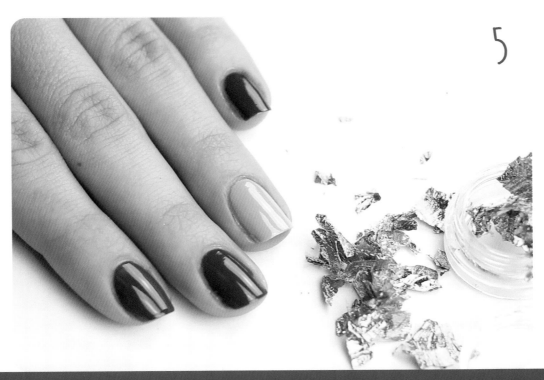

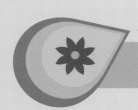

Algún consejito más...

HECHAS POR TU CUENTA

Aquí tienes alguna recetita para preparar en casa con ingredientes simples y fáciles de encontrar.

RECETAS PARA ELIMINAR EL AMARILLO DE LAS UÑAS
Tratamiento suave

Ingredientes:

Bicarbonato

Zumo de limón

Agua templada

- Llenamos un pequeño bol de agua templada y echamos una cucharada de bicarbonato y alguna de zumo de limón;

- Mezclamos todo y sumergimos las uñas durante unos diez minutos;

- Aclaramos las manos bajo el agua corriente y las secamos con un paño.

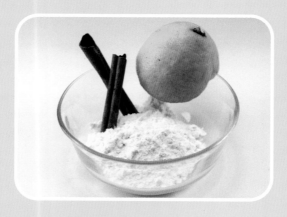

RECETAS PARA EL AMARILLO DE LAS UÑAS
Tratamiento agresivo

Si las uñas están muy amarillas, podemos intentar resolver el problema con el siguiente método. Pero ojo: no hay que hacerlo todos los días, y cuando terminemos, hay que recordar aplicar siempre crema hidratante o aceite de oliva o de ricino.

Ingredientes:
Bicarbonato
Zumo de limón

- en un pequeño bol, ponemos dos cucharaditas de bicarbonato y agregamos zumo de limón hasta obtener una pasta de la consistencia de un dentífrico;
- aplicamos el producto sobre la uña masajeando suavemente y lo dejamos actuar un minuto;
- nos aclaramos las manos con agua corriente y nos lavamos las manos dando golpecitos con una esponja. Podemos hacerlo, como mucho, una vez a la semana; una vez logrados los resultados deseados, repetiremos el proceso una sola vez al mes.

RECETA DE EXFOLIANTE PARA MANOS

Las manos, sobre todo en invierno, tienden a secarse y necesitan hidratación. Con esta receta simple y superrápida, podremos elaborar un exfoliante suave para las manos, que nos ayudará a eliminar las células muertas dejando la piel más suave y lisa.

Ingredientes:
Azúcar blanco
Miel

Aceite de almendra o de oliva o de argán

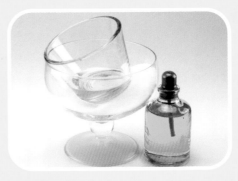

- echamos tres cucharaditas de azúcar y añadimos un poco de aceite hasta conseguir un compuesto cremoso, después añadimos media cucharadita de miel y mezclamos;
- nos humedecemos las manos y aplicamos el compuesto frotando;
- masajeamos el producto también sobre las uñas y en la zona donde la piel es muy seca; nos lavamos las manos debajo del agua corriente y las secamos dando golpecitos con una esponja: se mantendrán hidratadas y suaves.

SUERO REFORZANTE PARA UÑAS

Una vez se termine un esmalte, no hay que tirar el frasco, sino que podemos lavarlo y conservarlo: siempre podremos volver a usarlo. Para esta receta, llenamos un frasco hasta algo menos de la mitad con aceite de oliva y llenamos el resto con aceite de ricino.

Ingredientes:
Aceite de oliva
Aceite de ricino

Aceite esencial
de limón
Aceite esencial de
lavanda

Añadimos dos gotas de aceite esencial de limón y una o dos de aceite esencial de lavanda. Mezclamos y extendemos el compuesto sobre las uñas, sin esmalte, y sobre las cutículas. También podemos aplicarlo todas las noches.

FIJAESMALTE

Ya sabemos que para hacer que el esmalte seque más rápido, nos puede venir bien cualquier excusa. Podemos probar con estos métodos y veremos que los tiempos se reducen notablemente. Antes que nada, hay que acordarse de no aplicar nunca capas demasiado espesas de esmalte: mejor varias capas finas que una demasiado espesa.

Existen diferentes métodos para acelerar el secado: descubramos cuál es el método más cómodo.

Agua fría • El primer método consiste en meter las uñas en un frasco con agua muy fría (si no le tememos al frío, echaremos también algún cubito de hielo), dejándolas metidas durante varios minutos.

Secador de pelo • Si, por ejemplo, estamos de vacaciones o fuera de casa y no queremos esperar demasiado, podemos secar el esmalte con aire frío del *secador*.

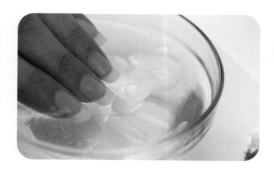
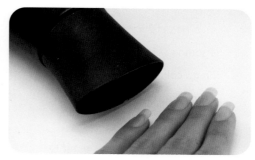

GOTAS DE FIJAESMALTE PERSONALIZADAS

Fabricar gotas de fijaesmalte es verdaderamente fácil, basta con tener en casa un frasco con cuentagotas y aceite muy ligero. Si, como a mí, te encantan las recetas caseras, seguramente os suene el coco caprylate, una grasa de extracto vegetal, cuya característica es una textura muy ligera comparada con aceites comunes; ¡además se vende en muchos sitios y es muy barato! Su precio es bajo y no es difícil de encontrar.

- para fabricar el fijaesmalte, basta con meter el coco caprylate en el frasco y usarlo con cuentagotas: una o dos gotitas por uña son más que suficientes.
- ¡también podemos usar una gota de aceite esencial de limón para que las uñas se sequen y, demás, fortalecerlas!
- si no tenemos el coco caprylate, podemos usar el Cetiol® Sensoft, una grasa semisilicónica no derivada del petróleo, también disponible en mercado.
- Si, por el contrario, no disponemos de estos aceites, podemos usar un aceite ligerísimo como el de jojoba o, incluso, un aceite ligero como el de argán.

SALMUERA ANTIMORDEDURAS

Si no podemos evitarlo y nos mordemos las uñas, propongo este remedio de la abuela.

Ingredientes:
Aceite esencial de ajo
Aceite de oliva o de ricino
Una cabeza de ajo
Guindilla

- en un tarro echamos varias cucharadas de aceite (de oliva o de ricino), añadimos una cabeza de ajo, una guindilla picante y dos gotas de aceite esencial de ajo;
- cerramos el frasco y dejamos que macere durante varios días;
- cogemos el frasco de esmalte vacío y bien lavado;
- con un colador filtramos el aceite y lo metemos en el frasco;
- extendemos un poco el producto sobre las uñas y lo dejamos actuar durante varios minutos;
- retiramos lo que sobre con papel de cocina absorbente.

ACEITES Y ACEITES ESENCIALES
para uñas

En el mercado se pueden encontrar muchísimos productos para uñas, algunos bastante caros, otros más accesibles: son cómodos, fáciles de usar y prácticos. Sin embargo, a menudo ignoramos que la naturaleza nos regala ingredientes perfectos para el cuidado de nuestras manos, muchos de los cuales se pueden encontrar en cualquier casa: aceite de oliva, limón y aceite de ricino, entre ellos. Veamos cuáles son y para qué pueden servir.

ACEITE DE RICINO (*RICINUS COMMUNIS*):
es un reestructurador y fortalecedor fantástico, muy utilizado en cosmética. Lo frotaremos sobre las uñas y lo aplicaremos sobre la piel, para fortalecer y mantener la hidratación.

ACEITE ESENCIAL DE AJO
antifúngico y bactericida, es un ingrediente de la salmuera «antimordeduras». Desaconsejado para quien padece problemas digestivos.

ACEITE DE OLIVA O EXTRAVIRGEN DE OLIVA:
es un fortalecedor natural y su composición se parece mucho al sebo de la piel humana. Es perfecto para la piel y las uñas, aparte de como hidratante para las cutículas.

ACEITE DE ARGÁN COSMÉTICO:
se trata de un aceite muy valorado, de color claro, extraído de las bayas verdes del fruto de la *Argania spinosa*. Es un aceite rico en vitamina E, ácido linoleico, omega 3 y 6 y ácidos grasos esenciales. Nutre e hidrata la piel: fortalece las uñas dándoles más brillo.

ACEITE ESENCIAL DE LIMÓN:
procedente del fruto del *Citrus limonum*, es perfecto para las uñas que tienden a descascarillarse. Es un aceite esencial y está bien utilizarlo sin superar las dosis indicadas. Para aplicarlo sobre las uñas, dilúyelo en otro aceite (de oliva, de argán o de ricino). El limón es un fortalecedor natural. Ojo: el aceite esencial de limón es muy sensible a la luz y no debe aplicarse si nos exponemos al sol o lámparas de bronceado.

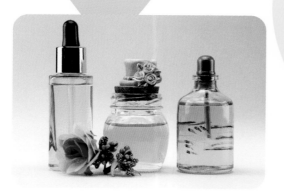

CÓMO QUITAR EL
glitter

El esmalte con *glitter* y el propio *glitter* son verdaderamente difíciles de quitar con el sistema que, como veremos, se usa para el esmalte de color. Para hacer que el trabajo sea más sencillo y no cansarnos, podemos llevar a cabo el siguiente procedimiento.

Se necesita

GASAS

DISOLVENTE PARA UÑAS

PAPEL DE ALUMINIO

TIJERAS

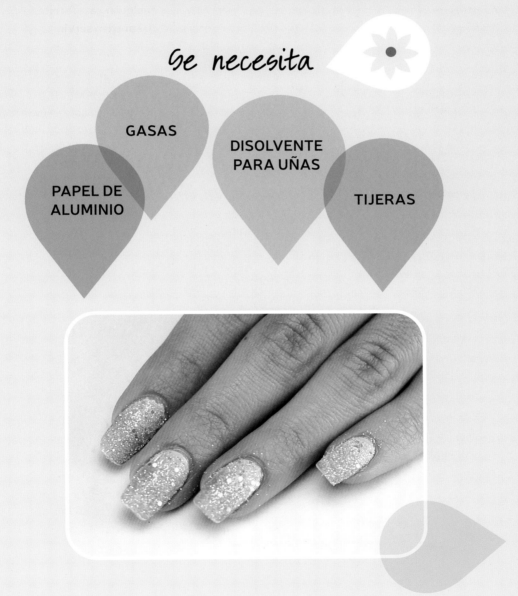

Video: www.nuinui.ch/video/nail-art-deluxe/p220

Antes de proceder a retirar el esmalte con *glitter* es necesario cortar en cuatro partes el disco de algodón y preparar tiras de papel de aluminio de 10 x 10 cm.

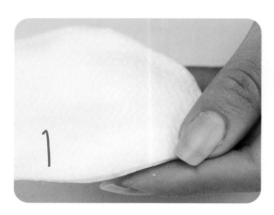

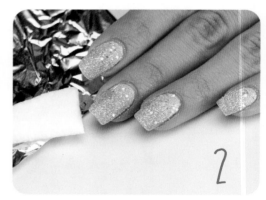

1-2-3 Cogemos un algodón empapado en disolvente para uñas y lo ponemos sobre el esmalte con *glitter*.

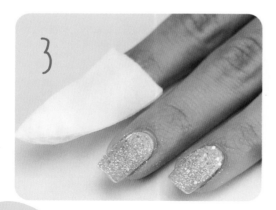

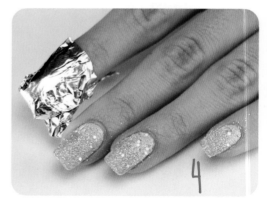

4-5 Envolvemos la uña, tapada con el algodón, con papel de aluminio.

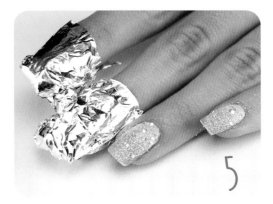

5

6 Dejamos reposar varios minutos.

7-8 Retiramos el papel de aluminio con movimientos circulares hacia abajo y repetimos el mismo procedimiento con todas las uñas.

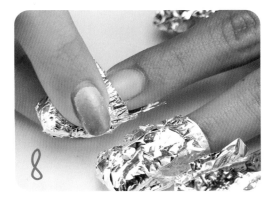

8

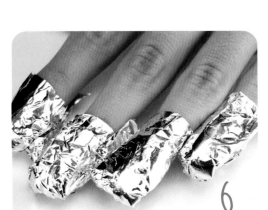

6

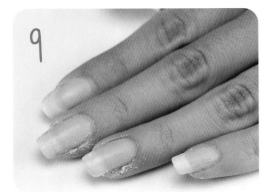

9

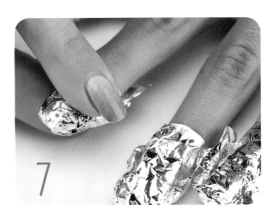

7

9 Después de haber quitado el esmalte, cogemos otro algodón empapado en disolvente y repasamos levemente la uña para eliminar los últimos y pequeños residuos de color. Lavamos las manos y las secamos con cuidado para aplicar una buena crema.

CÓMO QUITAR EL ESMALTE
de color

El esmalte de color se quita fácilmente frotando la uña con un algodón empapado en disolvente para uñas, que en tiendas se puede encontrar con acetona o sin ella. El disolvente a base de acetona es más agresivo y no es recomendable para quien tenga las uñas débiles, frágiles y con tendencia a romperse. También existen productos aromatizados con fruta y algodones empapados en disolvente.

Video: www.nuinui.ch/video/nail-art-deluxe/p222

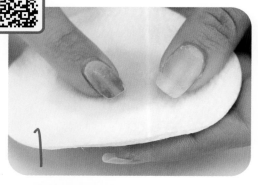
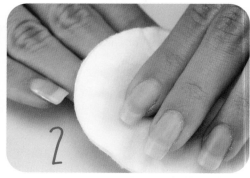
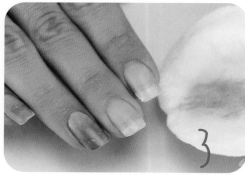
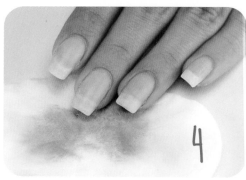

1 Cogemos un algodón empapado en disolvente para uñas.

2 Pasamos el algodón sobre la uña con movimientos circulares presionando levemente con los dedos.

3 Para retirar el algodón de la uña, tiraremos hacia abajo y repetimos el proceso con todas las uñas.

4 Al terminar de quitarlo, cogemos un algodón empapado en disolvente y repasamos levemente las uñas para los últimos y pequeños restos de color.

5 Lavamos y secamos bien las manos para aplicar después una buena crema hidratante.

222

 AGRADECIMIENTOS

Un agradecimiento especial al público que me sigue desde hace tiempo en la web, a todos mis amigos, que han estado cerca de mí en cada decisión, a mi familia, que cree en todo lo que hago y me apoya en todo momento, pero sobre todo a mi madre que, pese a su escasa pasión por estos temas, siempre está dispuesta a atender a lo que le pido y se presta a pruebas y experimentos, que acaban por sorprenderla.

Un gracias inmenso a mi marido Stefano, fotógrafo y director de confianza, pero, sobre todo, insustituible punto de referencia para cada decisión.

Agradezco a todo aquel que ha hecho posible la publicación de este libro. Y para terminar, el mayor agradecimiento va... ¡para ti, que has elegido comprarlo!

GRACIAS

LaLilliMakeup

© 2024, Editorial Libsa
C/ Puerto de Navacerrada, 88
28935 Móstoles (Madrid)
Tel. (34) 91 657 25 80
e-mail: libsa@libsa.es
www.libsa.es

ISBN: 978-84-662-4317-9

Derechos exclusivos para todos los países de habla española.

Traducción: Jorge García Val
Título original: *Nail Art - Deluxe*
© MMXXIII, Nuinui, S.A.

DL: M 22316-2023

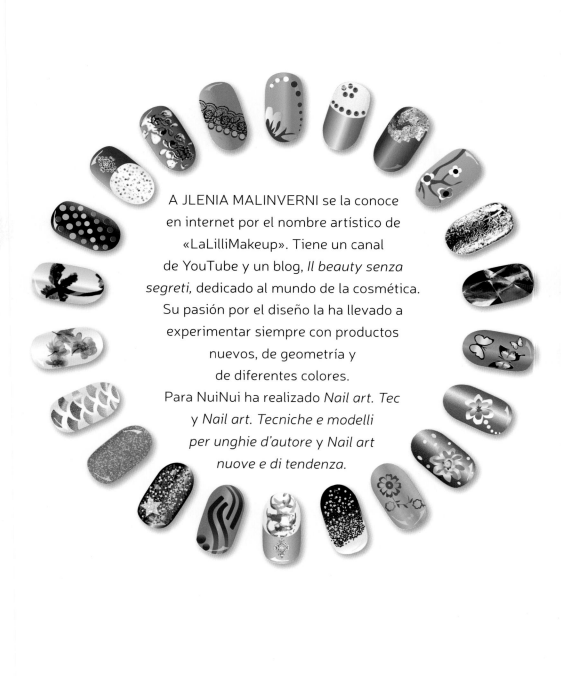

A JLENIA MALINVERNI se la conoce en internet por el nombre artístico de «LaLilliMakeup». Tiene un canal de YouTube y un blog, *Il beauty senza segreti,* dedicado al mundo de la cosmética. Su pasión por el diseño la ha llevado a experimentar siempre con productos nuevos, de geometría y de diferentes colores. Para NuiNui ha realizado *Nail art. Tec* y *Nail art. Tecniche e modelli per unghie d'autore* y *Nail art nuove e di tendenza.*